解密人类健康的绊脚石

疾病

王子安◎主编

汕头大学出版社

图书在版编目（ＣＩＰ）数据

解密人类健康的绊脚石——疾病 / 王子安主编. --
汕头 : 汕头大学出版社，2012.5（2024.1重印）
ISBN 978-7-5658-0798-5

Ⅰ. ①解… Ⅱ. ①王… Ⅲ. ①疾病－防治－普及读物
Ⅳ. ①R4-49

中国版本图书馆CIP数据核字(2012)第097768号

解密人类健康的绊脚石——疾病

主　　编：王子安
责任编辑：胡开祥
责任技编：黄东生
封面设计：君阅天下
出版发行：汕头大学出版社
　　　　　广东省汕头市汕头大学内　　邮编：515063
电　　话：0754-82904613
印　　刷：唐山楠萍印务有限公司
开　　本：710 mm×1000 mm　1/16
印　　张：12
字　　数：72千字
版　　次：2012年5月第1版
印　　次：2024年1月第2次印刷
定　　价：55.00元
ISBN 978-7-5658-0798-5

前　言

　　这是一部揭示奥秘、展现多彩世界的知识书籍，是一部面向广大青少年的科普读物。这里有几十亿年的生物奇观，有浩淼无垠的太空探索，有引人遐想的史前文明，有绚烂至极的鲜花王国，有动人心魄的考古发现，有令人难解的海底宝藏，有金戈铁马的兵家猎秘，有绚丽多彩的文化奇观，有源远流长的中医百科，有侏罗纪时代的霸者演变，有神秘莫测的天外来客，有千姿百态的动植物猎手，有关乎人生的健康秘籍等，涉足多个领域，勾勒出了趣味横生的"趣味百科"。当人类漫步在既充满生机活力又诡谲神秘的地球时，面对浩瀚的奇观，无穷的变化，惨烈的动荡，或惊诧，或敬畏，或高歌，或搏击，或求索……无数的探寻、奋斗、征战，带来了无数的胜利和失败。生与死，血与火，悲与欢的洗礼，启迪着人类的成长，壮美着人生的绚丽，更使人类艰难执着地走上了无穷无尽的生存、发展、探索之路。仰头苍天的无垠宇宙之谜，俯首脚下的神奇地球之谜，伴随周围的密集生物之谜，令年轻的人类迷茫、感叹、崇拜、思索，力图走出无为，揭示本原，找出那奥秘的钥匙，打开那万象之谜。

　　疾病是让人们谈之色变的一个词。从古至今，人们就因为疾病缠身，又因为没有很好的医疗设备和医治方法，才死于疾病。随着科学技术的不断进步，西方的医学也传入中国，在很大的程度上促进了医学的发展。但是疾病发病率仍居高不下，对绝大部分疾病发病原因认识不清、发病机理弄不明白，治疗受到制约，因此，需要清楚地了解各类疾病的发病原理，并配合有效的治疗。

《解密人类健康的绊脚石——疾病》一书分为九章，第一章是对疾病总的概述，主要介绍了疾病的分类、疾病与营养的关系；第二章介绍了呼吸系统疾病，如肺炎、支气管炎等；第三章介绍了循环系统疾病，如高血压等；第四章介绍了消化系统疾病，如胃炎等；第五章介绍了泌尿系统疾病；第六章介绍了血液系统疾病等；第七章介绍了神经系统疾病；第八章介绍了风湿性疾病；第九章介绍了感染性疾病等。本书内容详尽，层次分明，使读者对这些常见疾病有更科学的认识。

此外，本书为了迎合广大青少年读者的阅读兴趣，还配有相应的图文解说与介绍，再加上简约、独具一格的版式设计，以及多元素色彩的内容编排，使本书的内容更加生动化、更有吸引力，使本来生趣盎然的知识内容变得更加新鲜亮丽，从而提高了读者在阅读时的感官效果。

由于时间仓促，水平有限，错误和疏漏之处在所难免，敬请读者提出宝贵意见。

2012年5月

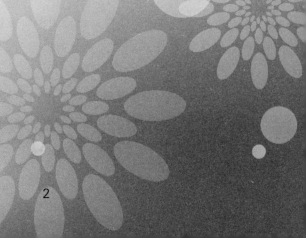

C目录
ONTENTS

第 1 章

疾病概述

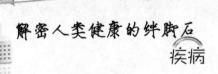

疾病是让人们谈虎色变的一个词。从古至今，人们就因疾病缠身，又没有很好的医疗设备和医治方法，导致很多人死于疾病。疾病就像是一把锋利的杀手锏，很多人因为经受不住疾病的煎熬而最终失去了生命。

为了战胜病魔，中国很早的时候就开始研究中草药，为人类解除疾病带来的痛苦以及拯救患者的生命。华佗、李时珍就是中国古代历史上著名的医者，他们救死扶伤，堪称中国历史上的神医。李时珍为了帮助人们治疗疾病，亲自尝百草，写下了为后世子孙流传很广的《本草纲目》，为中国的医学界作出了巨大的贡献。

随着科学技术的不断进步，西方的医学也传入中国，在很大的程度上促进了医学的发展。但是，目前尽管西医发展到目前的基因分子层次阶段，但疾病发病率居高不下，对绝大部分疾病发病原因认识不清、发病机理弄不明白，治疗受到制约，因此，医学还有相当长的发展路程要走。

疾病概要

"疾"，一个病字框，里面是一个"有的放矢"的"矢"。这个"矢"就是"射箭"的"箭"。它告诉我们，那些从外而来侵害自己身体的东西，就像一个人朝我们放的冷箭，比如，感冒、风寒、传染病这些外来因素引起的不适就叫"疾"。

疾还可以引申为疾驰、疾速，我们由此可以知道，"疾"这种东西来得快，去得也快，它是从外面来的，最后肯定还得从外面出去，只是个匆匆的过客。

"病"字里面是一个"丙"。在中国文化

当中，"丙"是火的意思。在五脏里面，丙又代表心。所以，"丙火"又可以叫"心火"。心里有

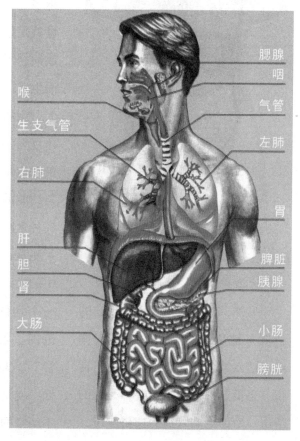

腮腺
咽
喉
气管
生支气管
左肺
右肺
胃
肝
胆
脾脏
肾
胰腺
大肠
小肠
膀胱

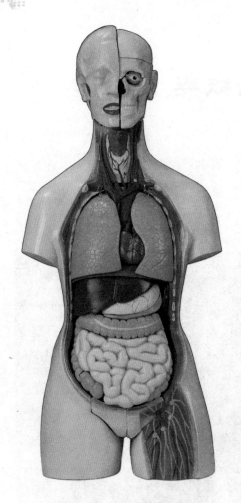

就是人的一股气。

《黄帝内经》上写道："思则气结，怒则气上，恐则气下，惊则气乱，喜则气缓，悲则气消。"说的就是人不同的情绪对应着气的不同走向和变化。气本来是人体内的一种正常能量，它一旦被扭曲、被压抑了，宣泄不了，结果就会越积越多。"气有余"就成了邪火了。也就是说，如果一个人忧虑、恐惧或愤怒了，就会上火，病也就因火而生。

疾病，犹如健康一样，从不同角度考查可以给出不同的定义。最常应用的定义是对人体正常形态与功能的偏离。现代医学对人体的各种生物参数（包括智能）都进行了测量，其数值大体上服从统计学中的常态分布规律，即可以计算出一个均值和95％健康个体的所在范围。习惯上称这个范围为"正常"，超出这个范围，过高或过低，便是"不正常"，疾病便属于不正常的范围。在许多情况下，这

火，人就得病了，就这么简单。

另外，"心火"翻译成现在的话就是被压抑的情绪，就是失调的七情六欲。比如悲伤、忧虑、喜悦、恐惧、愤怒……这些都是人的情绪。所谓七情六欲，通俗点说，

一定义是适用的，如伤寒可以表现为一定时间内体温和血中"伤寒血凝素"（抗体）的增高。但是，正常人的个体差异和生物变异很大，有时这一定义就不适用。如正常人心脏的大小有一定范围，许多疾病可以造成心脏扩大，但对于运动员来说，超过正常大小的心脏伴有心动过缓（慢至每分钟40次左右）并非病态；这种偏离正常值属于个体差异。在精神方面，智商大大超过同龄人的是天才，而不是病人。也有人从功能或适应能力来定义疾病，认为功能受损和与环境的协调能力遭到破坏才是疾病的表现，这样可以避免把正常人的个体差异和生物变异误划为疾病。缺氧时才出现症状的镰状细胞性贫血，就表现为适应

能力的缺陷。对许多精神病人，特别需要考察其与环境的协调能力。但是适应功能的不良并不一定是疾病，如一个长期缺乏体力活动的脑力工作者不能适应常人能够胜任的体力活动，稍有劳累就腰酸背痛，这不一定是患有疾病。因此有人建议在健康与疾病之间增加一个"无病状态"。所以说疾病至今尚无令人满意的定义。

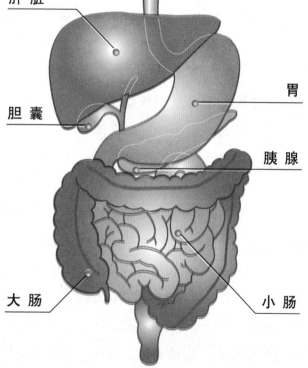

肝脏　胆囊　胃　胰腺　大肠　小肠

疾病的分类

疾病种类很多，按世界卫生组织1978年颁布的《疾病分类与手术名称》第九版（ICD-9）记载的疾病名称就有上万个，新的疾病还在发现中。获得性免疫缺陷综合征就是1981年发现后增补进去的，起初归在免疫缺陷病中，后又改放到病毒引起的疾病中。人类的疾病，概略说来有下述两大类。

1. 生物病原体引起的疾病

病原体包括病毒、立克次氏体、细菌、真菌、原虫、蠕虫、节肢动物等。由于病原体均具有繁殖能力，可以在人群中从一个宿主通过一定途径传播到另一个宿主，使之产生同样的疾病，故称可传染性疾病，简称传染病。此种疾病在人群大量传播时则称为瘟疫。烈性传染病的瘟疫常可造成人员大批死亡。现在发达国家的死因分析中传染病仅占1%以下，中国约为5%。

2. 非传染性疾病

随着传染病的逐渐控制，非传染性疾病的危害相对地增大，人们熟悉的肿瘤、冠心病、脑出血等都属于这一类疾病。在中国大城市及发达国家中这些疾病在死因分析中都居于前三位。疾病可按成因分为以下几类。

①遗传病。遗传病是受精卵形成前或形成过程中遗传物质改变造成的疾病。

②物理和化学损伤。损伤可以是急性的，如化学物质的中毒、烧伤等，其损害可以立即显示出来，病因十分清楚；也可以是慢性的，需经过多年，甚至下一代才表现出来，这时病因需经调查研究才能揭

脊柱相关疾病示意图

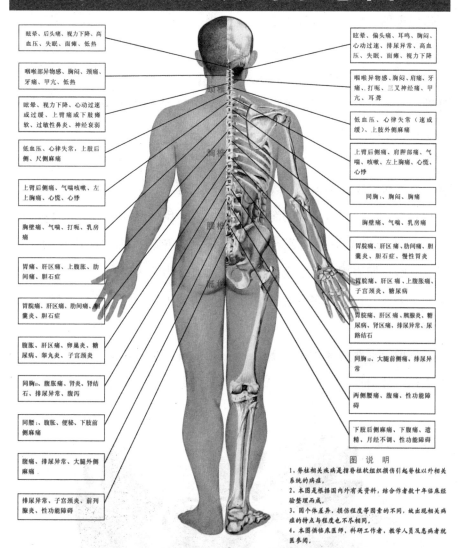

眩晕、后头痛、视力下降、高血压、失眠、面瘫、低热

咽喉部异物感、胸闷、颈痛、牙痛、甲亢、低热

眩晕、视力下降、心动过速或过缓、上臂痛或下肢瘫软、过敏性鼻炎、神经衰弱

低血压、心律失常、上肢后侧、尺侧麻痛

上臂后侧痛、气喘咳嗽、左上胸痛、心慌、心悸

胸壁痛、气喘、打呃、乳房痛

胃痛、肝区痛、上腹胀、肋间痛、胆石症

胃脘痛、肝区痛、肋间痛、胆囊炎、胆石症

腹胀、肝区痛、卵巢炎、糖尿病、睾丸炎、子宫颈炎

同胸13、腹胀痛、肾炎、肾结石、排尿异常、腹泻

同腰1、腹胀、便秘、下肢前侧麻痛

腹痛、排尿异常、大腿外侧麻痛

排尿异常、子宫颈炎、前列腺炎、性功能障碍

眩晕、偏头痛、耳鸣、胸闷、心动过速、排尿异常、高血压、失眠、面瘫、视力下降

咽喉异物感、胸闷、肩痛、牙痛、打呃、三叉神经痛、甲亢、耳聋

低血压、心律失常（速或缓）、上肢外侧麻痛

上臂后侧痛、肩胛部痛、气喘、咳嗽、左上胸痛、心悸

同胸1、胸闷、胸痛

胸壁痛、气喘、乳房痛

胃脘痛、肝区痛、肋间痛、胆囊炎、胆石症、慢性胃炎

胃脘痛、肝区痛、上腹胀痛、子宫颈炎、糖尿病

胃脘痛、肝区痛、胰腺炎、糖尿病、肾区痛、排尿异常、尿路结石

同胸12、大腿前侧痛、排尿异常

两侧腰痛、腹痛、性功能障碍

下肢后侧麻痛、下腹痛、遗精、月经不调、性功能障碍

颈椎

胸椎

腰椎

骶椎

图　说　明

1、脊柱相关疾病是指脊柱软组织损伤引起脊柱以外相关系统的病症。

2、本图是根据国内外有关资料，结合作者数十年临床经验整理而成。

3、因个体差异，损伤程度等因素的不同，故出现相关病症的特点与程度也不尽相同。

4、本图供临床医师，科研工作者，教学人员及患病者就医参阅。

示。人类的慢性中毒可出现于天然状态下，如饮用水中含氟量过高，可造成斑釉，甚至影响骨质生长，形成氟骨症。但更多的疾病是人工造成的，许多职业病和公害病，如硅肺、有机汞中毒引起的水俣病、镉中毒引起的痛痛病等即是如此。许多药源性疾病也是一种化学损伤。有些化学物品的损害表现在下一代身上，如反应停造成的海豹怪胎（短肢畸形）是一个著名的例子，妊娠早期服用雌激素类药物，可使下一代女孩在十多岁时发生阴道癌。

物理因素造成的冻伤、烧伤、电击伤、放射性损伤、高原病、潜水病以及噪声对听觉、血压的不良影响等等已为人们熟知，但无线电报、电话、广播、电视、雷达的广泛应用，使现代人不分男女老幼，都浸泡在各种频率的电磁波里生活，这是人类发展史上未曾接触过的新环境，它对人类的生存繁衍有何影响，仍是一个有待探索的问题。

③免疫源性疾病。免疫源性疾病是指免疫反因素乱所致的疾病，又可分为两大类：一是对外部或环境中某种抗原物质反应过强；二是免疫系统对自身的组织或细胞产生不应有的免疫反应，称为"自身免疫"。

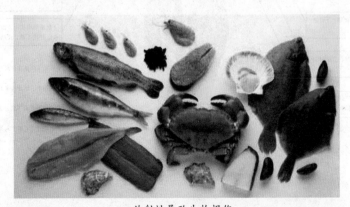

放射性导致生物损伤

④异常的细胞生长。异常的细胞生长是造成死亡最多的疾病之一。细胞的不正常生长称为增生。增生时细胞的形态并未改变，仍具有原来细胞的功能，如甲状腺细胞增生，引起甲状腺增大，分泌甲状腺素过多，出现甲状腺功能亢进。一般增生都由激素或慢性刺激引起，人体内正常细胞的增殖有一定限度，到了这个限度就停止增殖。增殖的调节机制削弱，就出现细胞的增生；而这一调节机制完全丧失就导致肿瘤。

⑤代谢病和内分泌病。

⑥营养性疾病。营养性疾病包括营养不良和过营养性疾病。

⑦心因性疾病。心因性疾病亦即精神障碍。大多数人总会罹患某些心因性疾病。据统计在美国每两个住院病人中就有一个患心因性疾病。可分为器质性及非器质性两大类。器质性心因性疾病有明显的遗传倾向，特别是精神分裂症，常有家族史。还有一些遗传病也表现智力障碍，如先天愚型、亨廷顿氏舞蹈病、苯丙酮酸尿症。传染病，尤其是梅毒的晚期，可侵犯大脑，产生精神症状。药物和一些化学物质（如铅、类固醇激素），也常常引起精神症状。精神症状还可由营养因素产生，如叶酸和维生素B_{12}缺乏引起的恶性贫血常伴有精神症状。在饥饿中生长的儿童智力发育一般也会受到影响。任何严重的疾病也会构成心理压力，导致抑郁症状。非器质性心因性疾病是人面临生活中的压力而表现出来的精神症状。以焦虑和抑郁是最普遍的症状。非器质性心因性疾病的症状实际上可包括全身每一个系统，并可以同任何器质性疾病混淆，构成心身疾病。

⑧老年性疾病。在增长年龄的正常退化和老年性疾病引起的退化之间很难划出一条清楚的界线。老年人最常发生问题的部位是心脏、血管和关节。老年人的抵抗力减退，容易发生感染、创伤。

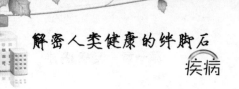

疾病与营养

营养性疾病是指因营养素供给不足、过多或比例失调而引起的一系列疾病的总称。主要包括营养缺乏病、营养过多症（或中毒）、营养代谢障碍性疾病和以营养为主要病因的一些慢性退行性疾病等。这些疾病有的与营养有直接因果关系；有的虽与营养没有直接因果关系，但有明显的相关性，如心血管疾病、肥胖症、糖尿病及某些肿瘤等。由于营养对人体健康的影响是渐进性的，甚至是潜在性的，因此营养性疾病的发生与发展都需要一个较长过程，往往易被忽视。随着社会经济、文化和科学技术的发展，人们饮食结构发生变化，营养性疾病对人类健康的影响愈来愈明显，许多疾病的营养因素更加明确，如何防制营养性疾病就成为保护人类健康的重要内容。

◎ 营养与疾病

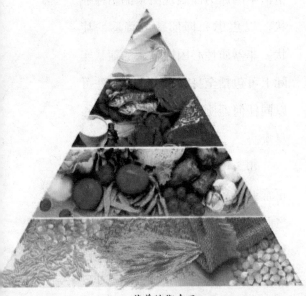

营养均衡食品

1. 营养缺乏或不足

营养缺乏可直接引起相应的营养缺乏病，如蛋白质——热能营养

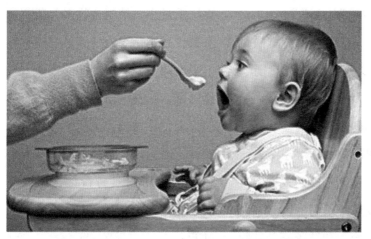

期食用精白米面、捞饭等易患脚气病；蔬菜先切后洗，过度加热或水煮可使维生素C大量破坏、损失。

不良、脚气病、坏血病、营养性贫血等。引起营养缺乏病的原因常分为原发性和继发性两类。

（1）原发性营养缺乏是指单纯摄入不足，既可以是个别营养素摄入不足，也可以是几种营养素同时摄入不足。造成营养素摄入不足的常见的原因，一是战争、灾荒、贫困等社会经济因素引起的食物短缺；二是不良的饮食习惯，如偏食、忌食或挑食等使某些食物摄入不足或缺乏而引起营养缺乏；三是不合理的烹调加工，造成食物中营养素破坏和损失，虽摄入食物数量不少，但某些营养素却不足。如长

（2）继发性营养缺乏由于机体内外各种因素影响而引起营养缺乏或不足，主要是疾病、药物、生理变比等原因引起的消化、吸收、利用障碍或需要量增加等。如昏迷、精神失常、口腔疾患及肠胃疾病引起的食物摄入困难或障碍；消化道疾病或胃肠手术等引起的营养素吸收障碍；肝脏疾病引起的营养素利用障碍；某些药物（如抗惊厥药、新霉素等）所致的吸收、利用障碍；长期发热、甲状腺功能亢进、肿瘤等引起营养素消耗增加；以及生长发育、妊娠、哺乳或环境因素引起的机体需要量增加等。

2. 营养过剩或比例失调

维生素A、D及某些必需微量元素摄入过多可致中毒；热能、脂肪等摄入过多可致肥胖、高血脂症、动脉粥样硬化等；高盐和低纤维素膳食可引起高血压等。大量研究表明：营养过剩不仅是人群中某些慢性疾病发病率增高的因素，而且还和某些肿瘤，如结肠癌、乳腺癌、胃癌等有明显关系。造成营养过剩或比例失调的主要原因是：

（1）膳食结构不合理。膳食中动物性食物比重过大，植物性食物比重过小，精制食物多，蔬菜、水果少，这是导致营养过剩和营养不平衡的主要原因。如一些西方发达国家，膳食中肉类、蛋、奶、黄油等动物性食物几乎达膳食总量的50％，因而出现了高热能、高脂肪和高蛋白质的三高膳食，造成热能、饱和脂肪酸、胆固醇等摄入过剩。

（2）不良的饮食行为和习惯进食高盐饮食、大吃大喝、暴饮暴食、追求饮食享受以及优质食物集中消费等不良饮食习惯和行为是造成营养过剩的重要原因。有人调查一桌中式酒席，人均蛋白质达90克以上，脂肪70克以上。

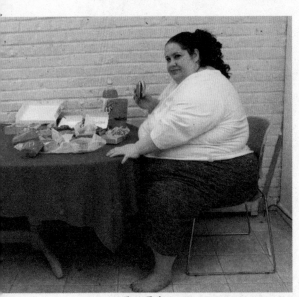

暴饮暴食

◎ **常见的营养性疾病**

1. 营养不良常见疾病

（1）蛋白质——热能营养不良

常见于儿童和婴幼儿，严重时可影响生长发育及智力发育，病儿由于抵抗力低下，易受感染，死

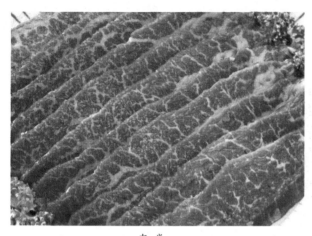

肉 类

早产儿,先天不足。成人可见哺乳期妇女长期食物供给不足者。

继发性蛋白质——热能营养不良,多由于慢性胃炎、肠炎、消化不良、腹泻等原因使营养素消化吸收障碍;或由于长期发烧、慢性消耗性疾病而营养素未能及时补充;或长期患有妨碍进食或食欲不振的疾病等。

亡率高。成人发病较少。

原发性蛋白质——热能营养不良是由于长期蛋白质、热能摄入不足,常见于缺乏喂养知识、喂食过少、不添加辅助食品、母乳不足、

蛋白质——热能营养不良临床表现可分为营养消瘦症和恶性营

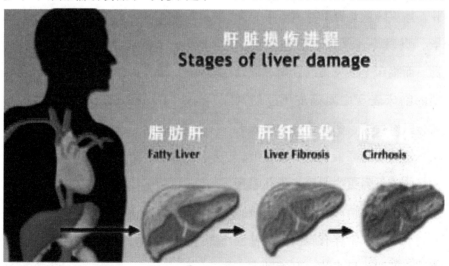

肝脏肿大

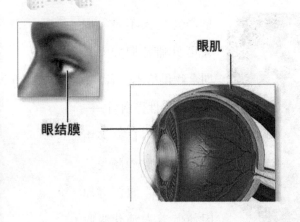

眼肌

眼结膜

养不良两种，前者在婴幼儿中常见，患儿体重降低，常低于同龄儿60%，皮下脂肪减少或消失，肌肉萎缩，但不浮肿。后者常见于儿童，多为长期蛋白质供给不足，热能供给基本足够，其临床表现为浮肿、体重降低、肝脏肿大、毛发无华、腹泻等，又称水肿型营养不良。而临床上多见为混合型，混合型的临床表现主要是皮下脂肪消失、肌肉萎缩、明显消瘦、生长迟滞、体重与身高低于正常儿标准，尤其体重下降更为明显。患儿表现急躁不安、表情淡漠、明显饥饿感或食欲不振，常伴有腹泻、腹壁变薄、腹部凹陷呈舟状、肝脾肿大，

常易合并感染，并常伴有维生素缺乏症等。

（2）维生素A缺乏症

临床表现主要是夜盲症与干眼病。由于视黄醇供给不足，体内视紫红质合成不足，早期出现暗适应时间延长，严重时出现夜盲症。眼睛结膜近角膜缘外侧形成毕脱氏斑，由于眼结膜、角膜退行性变，泪腺分泌减少，致使眼部干燥，角膜软化、溃疡，甚至穿孔而失明，即称干眼病。据统计在一些发展中国家，每年有数以千计的儿童因维生素A缺乏所致干眼病而失明。其中高发年龄在3~4岁。维生素A缺乏症临床表现还可有皮肤上皮细胞过度角化、皮肤粗糙、有时呈棘状丘疹，粘膜完整性破坏，导致呼吸道、消化道、泌尿道、生殖系统抵抗力低下，而易受感染。

我国人民维生素A主要来源是蔬菜水果中的维生素A原（主要为β-胡萝卜素），其在体内转化率约为六分之一，摄入量不足，尤其

在蔬菜水果供给匮乏地区、冬春季节，轻、中度维生素A缺乏症常见，但重度缺乏症在我国已不多见。

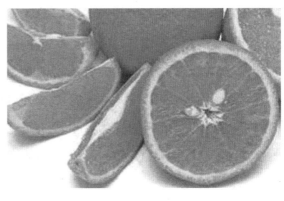

（3）维生素C缺乏症

冬、春季节由于蔬菜水果供应不足，食物品种单调，维生素C缺乏症常可发生。人体由于缺乏L-古乐糖酸氧化酶，不能合成维生素C，而人体内贮存量又很少，食品在加工、贮运和烹调中丢失维生素C严重，因此维生素C缺乏症在我国一些地区并不少见。主要临床表现有皮肤、粘膜出血倾向，如皮肤出血点、瘀斑、或鼻血、月经过多、牙龈出血，严重时可有内脏出血等。此外还表现有牙龈肿胀、牙齿松动、骨骼发育不良、骨骼疼痛、毛囊角化过度等。目前在我国严重的维生素C缺乏症已少见。

（4）维生素B₁缺乏症

建国初期由于饮食习惯等原因在南方地区曾出现维生素B₁缺乏病。近些年来，由于人们生活水平提高，缺乏营养学知识指导，精白米面消费量明显上升，此外由于酗酒等原因，维生素B₁缺乏症有增加趋势，应引起重视。长期发烧、慢性消耗性疾病、代谢旺盛性疾病、烧伤病人也可出现维生素B₁缺乏

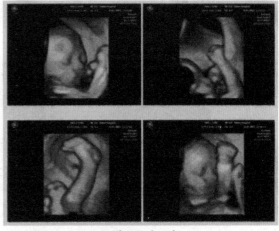

骨骼发育不良

症。典型临床表现叫脚气病，可分为湿性脚气病和干性脚气病两型，前者以心功能不全表现为主，后者以神经系统症状表现为主。临床表现有末梢神经炎、心动过速、心前区疼痛、心功能不全、浮肿、静脉压升高、共济失调、记忆力减退、心电图异常等。此病多见于幼儿。

（5）维生素B_2缺乏症

我国人民核黄素的来源较少，就全国来说动物性食物供应相对不足，根据全国性膳食调查平均供给水平只占推荐供给量一半。因此，

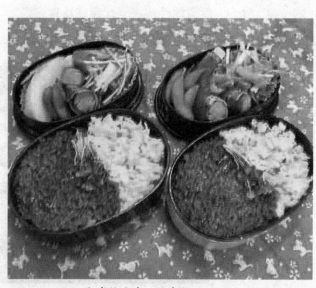

含有维生素B_1的食物

核黄素缺乏也是我国人民重要营养问题之一。核黄素缺乏症主要临床表现有湿疹样皮炎、阴囊炎、舌炎、口角炎和脂溢性皮炎等，此外亦可见角膜出血、视力模糊、流泪等表现。

（6）营养性缺铁性贫血

我国与世界各国一样，该病发病率较高，尤其在早产婴儿、儿童、女性青少年和孕妇，育龄妇女中发病率更高。我国对该病的诊断标准为成年男子血红蛋白<12克％、成年女子<13克％。

据《儿童少年贫血筛选标准》规定，血红蛋白的标准为6～11岁（男女）<11克％，12～14岁男<12克％、女<11.5克％，15～17岁男<12.5克％、女<11.5克％。

根据我国普查资料儿童血红蛋白

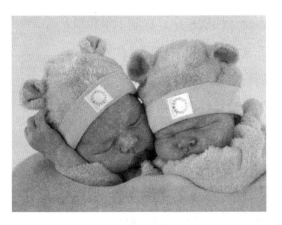

营养性缺铁性贫血患儿

低于12克%约占70%，低于11克%约占50%。根据WHO报告，亚洲孕妇贫血患病率为40%。儿童为50%，2岁以内婴幼儿高达92%。

临床表现主要为面色苍白、口唇粘膜与眼结膜苍白、疲倦乏力、头晕耳鸣、记忆力减退，有低烧、活动后呼吸急促，中度贫血者心率加快、心脏搏动增强、心脏收缩期杂音、心电图改变。严重者可出现充血性心力衰竭。此外病人可伴有食欲减退、恶心、腹胀腹泻，育龄妇女可有月经过少或停经。实验室检查红细胞数减少、血红蛋白降低、血象呈小细胞性低色素性贫

血、血清铁、运铁蛋白饱和度下降，红细胞平均体积、红细胞平均血红蛋白量、红细胞平均血红蛋白浓度均发生改变。上述检验结果有助于早期诊断。

（7）锌缺乏症

锌缺乏多见于儿童，属于世界性营养缺乏病症之一。锌与生长发育关系十分密切，缺锌可引起体内一系列代谢紊乱，生理功能异常，生长和智力发育障碍。锌缺乏的主要原因是摄入量不足，此外是消化吸收障碍、需要量增多或体内储存量减少、高能量输液等。临床表现

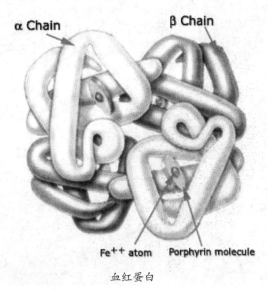

血红蛋白

与锌缺乏程度和缺乏时间有关，急性缺乏时以皮肤表面为主，在四肢末端、口腔周围、眼睑、肛门周围或外阴部以及易受机械刺激的部位形成糜烂、水疱和脓疱，并出现毛发脱落。

慢性锌缺乏表现为生长障碍，身高低于同龄正常儿童，性腺发育不全、性幼稚症，皮肤干燥粗糙，毛发无华，指甲白斑，食欲不振，创伤愈合延缓，味觉减退，易受感染。缺锌性侏儒除身高低下外智力也低下。

锌源性肢体皮炎是一种缺锌性遗传性疾病，为常染色体的隐性遗传，为先天性锌吸收障碍。

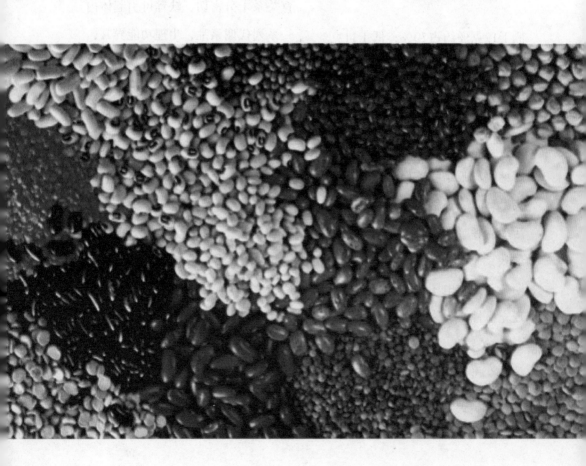

第2章

呼吸系统疾病

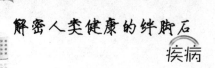

　　呼吸系统疾病是一种常见病、多发病，主要病变在气管、支气管、肺部及胸腔，病变轻者多咳嗽、胸痛、呼吸受影响，重者呼吸困难、缺氧，甚至呼吸衰竭而致死。在城市的死亡率占第3位，而在农村则占首位。更应重视的是由于大气污染、吸烟、人口老龄化及其他因素，使国内外的慢性阻塞性肺病（简称慢阻肺，包括慢性支气管炎、肺气肿、肺心病）、支气管哮喘、肺癌、肺部弥散性间质纤维化，以及肺部感染等疾病的发病率、死亡率有增无减。

　　因此，呼吸系统疾病危害人类日益严重，如未予控制，日后将更为突出，这就需要广大医务工作者暨全社会的努力，做好呼吸系统疾病的防治工作。

肺 炎

◎ 肺炎简介

肺炎，病证名，又名肺闭喘咳、肺风痰喘。出自《麻疹活人全书》。为内、儿科常见病之一。以发热、咳嗽、痰多、喘憋等为特征。古代与现代所说的肺炎尚不一致，但说明这种热性病是麻疹最易出现的合并症。治疗宜疏风宣闭、祛痰平喘、清热解毒、生津止渴。用麻杏石甘汤加银花、连翘、黄芩、板蓝根、鱼腥草等。重症用三黄石膏汤加减。热极伤阴，心烦气短，可加用生脉散，或沙参麦冬汤。如肺炎病灶经治后久久不易吸

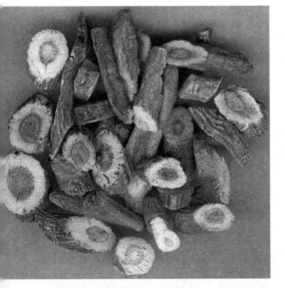

板蓝根

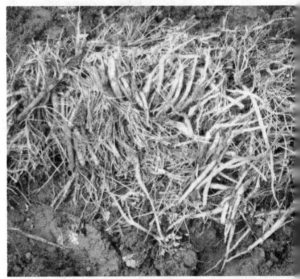

沙参

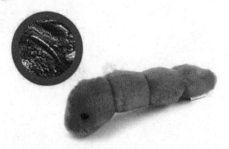

寄生虫

收，可配合在背部拔火罐。本病发病急、变化快、合并症多，应注意鉴别诊断，并采取中西医结合疗法。

肺炎由可由细菌、病毒、真

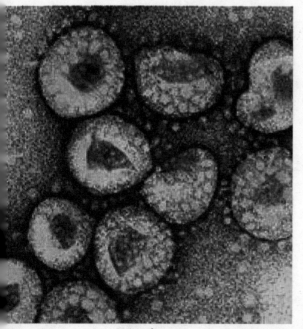

病　毒

菌、寄生虫等致病微生物，以及放射线，吸入性异物等理化因素引起。

细菌性肺炎采用适当的抗生素治疗后，七至十天之内，多可治愈。

病毒性肺炎的病情稍轻，药物治疗无功效，但病情持续很少超过七天。

◎ 肺炎的分类

医学上对肺炎进行了分类，分类方法的依据是病原体种类、病程和病理形态学等几方面：

（1）病理形态学的分类：将肺炎分成大叶肺炎、支气管肺炎、间质肺炎及毛细支气管炎等。

（2）根据病原体种类：包括细菌性肺炎，常见细菌有肺炎链球菌、葡萄球菌、嗜血流感杆菌等。病毒性肺炎，常见病毒如呼吸道合胞病毒、流感病毒、副流感病毒、腺病毒等。另外还有真菌性肺炎、

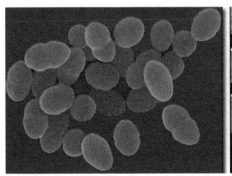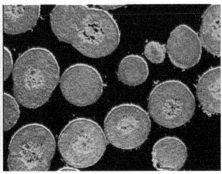

链球菌

支原体肺炎、衣原体肺炎等。

（3）根据病程分类：分为急性肺炎、迁延性肺炎及慢性肺炎，一般迁延性肺炎病程长达1～3月，超过3个月则为慢性肺炎。

小儿肺炎有一定年龄特点，通常婴儿易患由细菌或病毒感染引起的支气管肺炎、毛细支气管炎，而学龄儿由于抵抗力增强，已具有使病变局限的能力，因此主要患大叶性肺炎、支原体肺炎。

下面对几种常见的肺炎简单介绍一下。

1. 葡萄球菌性肺炎

葡萄球菌性肺炎是由葡萄球菌引起的急性化脓性炎症，常发生于

有基础疾病如糖尿病、血液病、艾滋病、肝病、酒精中毒、营养不良、静脉吸毒或原有支气管疾病者。

（1）表现症状

葡萄球菌性肺炎起病多急骤，有寒战，高热症状，体温可达

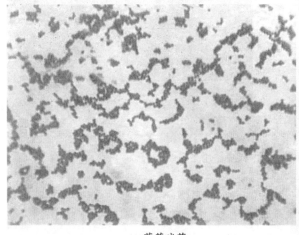

葡萄球菌

39℃～40℃，个别病程缓慢，有时形成慢性肺炎或慢性肺脓肿。胸痛，有大量脓性痰，可带有血丝。毒血症症状明显，病情严重者可在早期出现周围循环衰竭。

（2）体征

葡萄球菌性肺炎尽管来势凶猛，但有些病情并不严重，个别病程较为缓慢，有时形成慢性肺炎或慢性肺脓肿。临床症状与肺炎球菌性肺炎的临床症状相似。葡萄球菌性肺炎的特点是容易引起反复寒

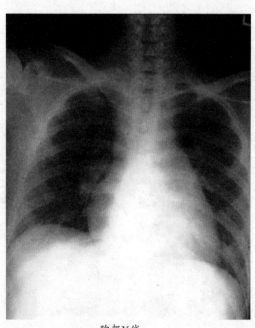

胸部X线

战，组织坏死伴脓肿形成和肺囊肿(大多见于婴幼儿)；病情急且有明显衰竭。脓胸较常见。

（3）诊断依据

①全身毒血症状，咳嗽，脓血痰，白细胞计数升高，中性粒细胞增加核左移。

②胸部X线显示肺段或肺叶实变，可形成空洞，或呈小叶间浸润。

③细菌学检测室确诊的依据，可行痰，胸腔积液，血和肺穿刺物培养，查找致病菌。

2.衣原体肺炎

衣原体衣原体肺炎的病原为肺炎衣原体。肺炎衣原体常在儿童和成人中产生上呼吸道和呼吸道感染。现仅知人是该衣原体宿主，感染方式可能为人与人之间1986年Grayeton等在学生急性呼吸道感染中，发现一种衣原体，以后于成人呼吸道疾病中亦被发现，当时命名为鹦鹉热衣原体TWAR-TW株，后经研究证明该衣原体为一新种，并

定名为肺炎衣原体。

肺炎衣原体常在儿童和成人中产生上呼吸道和呼吸道感染。现仅知人是该衣原体宿主，感染方式可能为人与人之间通过呼吸道分泌物传播。5岁以下儿童极少受染，8岁以上儿童及青年易被感染，尤其是人群聚集处，如家庭、学校、兵营中易于流行。成人中至少有40%已受到该衣原体感染。老年人可再次受到感染。通过呼吸道分泌物传播。

症状：

轻症可无明显症状。青少年常有声音嘶哑、干咳、有时发热、咽痛等咽炎、喉炎、鼻窦炎、中耳炎和支气管炎等症状，且可持续数周之久，发生肺炎通常为轻型，与肺炎衣原体感染的临床表现极为相似，并可能伴随肺外表现如红斑结节、甲状腺炎、脑炎和格林–巴利综合征。成年人肺炎多较严重，特别是老年人往往必须住院和呼吸支持治疗。

肺炎衣原体肺炎的肺部X线检查常显示肺亚段少量片状浸润灶，广泛实变仅见于病情严重者中。大部分患者血白细胞在正常范围。

3.非典型性肺炎

严重急性呼吸道症候群又称SARA：在未查明病因前，被叫做"非典型性肺炎"，是一种极具传染性的疾病。传染性非典型肺炎，又称严重急性呼吸综合征（Severe Acute Respiratory Syndromes），简称SARS，是一种因感染SARS相关冠状病毒而导致的以发热、干咳、胸闷为主要症状，严重者出现快速

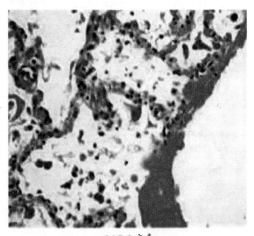

SARS病毒

进展的呼吸系统衰竭，是一种新的呼吸道传染病，极强的传染性与病情的快速进展是此病的主要特点。

患者为重要的传染源，主要是急性期患者，此时患者呼吸道分泌物、血液里病毒含量十分高，并有明显症状，如打喷嚏等易播散病毒。SARS冠状病毒主要通过近距离飞沫传播、接触患者的分泌物及密切接触传播，是一种新出现的病毒，人群不具有免疫力，普遍易感。

此病死亡率接近11%，主要是冬春季发病。其发病机制与机体免疫系统受损有关。病毒在侵入机体后，进行复制，可引起机体的异常免疫反应，由于机体免疫系统受破坏，导致患者的免疫缺陷。同时SARS病毒可以直接损伤免疫系统特别是淋巴细胞。

非典型性肺炎是指由支原体、衣原体、军团菌、立克次体、腺病毒以及其他一些不明微生物引起的肺炎。而典型肺炎是指由肺炎链球菌等常见细菌引起的大叶性肺炎或支气管肺炎。

其实在医学界，人们对2003年发生的这场传染病的名称存在争议，因为已经查明，这种病其实并不是医学上通常所说的"非典型

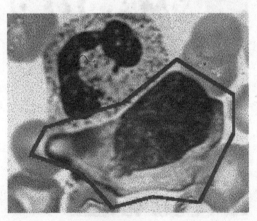

淋巴细胞

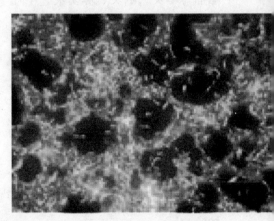

军团菌

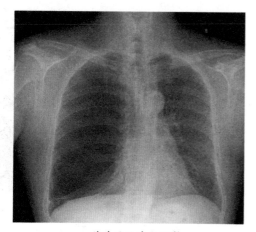

胸片显示片状阴影

肺部听诊有小水泡音，胸片显示片状阴影，可称为典型性肺炎。再如支原体肺炎，在人们认识这种疾病之前，发热、咳嗽、肺部听诊、胸部X片等临床表现均不典型，故刚开始也曾被称为非典型性肺炎。后来，在经过血清免疫学等检查，找到并分离出肺炎支原体后，就将其从非典型肺炎之中分出来，不再将支原体肺炎称为非典型肺炎。所以非典型肺炎并不是什么可怕的疾病，也不是什么"不治之症"，只是一种人们暂时还没有找到明确的病原体之前的一种过渡性名称。

肺炎"，而是"传染性冠状病毒肺炎"。

4.典型性肺炎与非典型肺炎

目前，对于肺炎的病原体大部分是清楚明了的，并能及时控制，但有一些肺炎因为病原体需要进行一系列实验室检查、各种培养及鉴定之后才能明确，暂时无法查清，需要一定的时间才能真相大白。对于这些短时间内无法明确病因的肺炎，则根据其临床表现分类。病原体明确的肺炎往往在临床表现中有一定的规律，临床表现相对典型，如肺炎球菌性肺炎有发热、咳嗽，

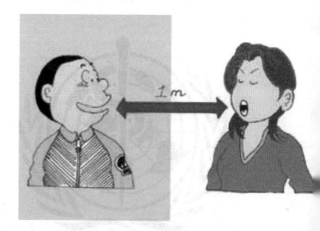

非典型肺炎有一定的传染

◎ 肺炎的预防

　　肺炎是一种常见的多发的感染性疾病，临床表现主要有发烧、咳嗽、多痰、胸痛等，重症者喘气急促、呼吸困难，可危及生命。世界卫生组织（WHO），在最近一份报告中指出，在全球引起发病和造成死亡的疾病中，下呼吸道感染（主要是肺炎）被列为第三位高危害疾病。

　　那么，哪些人容易患肺炎呢？主要是体质较弱或患有慢性疾病的人。比如：60岁以上的老年人；

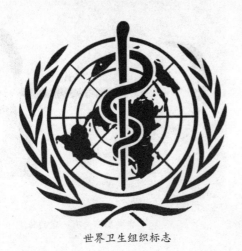

肺炎患者

反复发作呼吸道感染的儿童和成年人；患有慢性疾病的人，如心脏病、肺部疾病、肾病、肝病、糖尿病、恶性肿瘤的患者；长期住院或卧床在家的伤残病患者；何杰金氏病患者；有酗酒习惯的人等。这些人往往免疫力较低，机体抵御外界有害病菌侵害的能力较弱。

　　预防措施有以下几种：

　　1. 免疫接种

　　免疫接种是最有效的预防儿童肺炎的手段。医学界已达成共识，现有三种疫苗可以显著降低儿童感染肺炎并因此死亡的风险，它们是麻疹疫苗、B型流感嗜血杆菌疫苗和肺炎球菌结合疫苗。目前在中

世界卫生组织标志

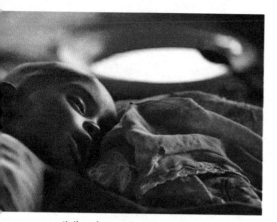

营养不良的儿童呼吸肌较弱

国，仅有麻疹疫苗被纳入免费的国家免疫接种规划。

2. 充足的营养

营养不足会令儿童的总体免疫力降低，因为要使免疫系统正常发挥作用，机体必须摄入足够的蛋白质和能量。此外，营养不良的儿童呼吸肌较弱，清除呼吸道分泌物的能力不足。因此，营养不良的儿童更易受肺炎侵袭。

3. 母乳喂养

母乳中含有婴儿赖以生存并成长所需的营养成分、抗氧化剂、激素和抗体，尤为重要的是，它可以让婴儿的免疫系统正常发挥作用。数据显示，对于6个月以下的婴儿，非母乳宝宝死于肺炎的几率是全母乳宝宝的5倍。然而，在发展中国家，半岁以内婴儿的全母乳喂养普及率不足1/3。

4. 补锌

日益增加的研究数据显示，缺锌儿童患上肺炎以及因此死亡的风险更高。适当补锌不仅可以减少儿童肺炎的发病率，而且有研究表明，在重症肺炎的急性发病期，补锌还能缩短病程，降低治疗失败率。

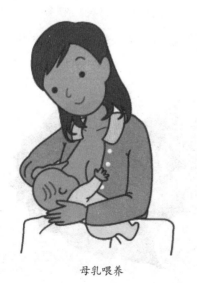

母乳喂养

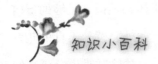

肺炎的居家护理要点

1.多翻身拍背，帮助呼吸道分泌物排出。宝宝咳嗽多时，睡觉时会很难受，爸妈记得多给宝宝翻身拍背，帮助宝宝把呼吸道的分泌物排出。

2.多吃水果、汤汁，少吃鸡蛋。食物要清淡，要多补充水分和维生素C，但注意不要一次吃得太多，蛋白质过多会引起消化不良。

3.鼻塞使用细棉棒、吸鼻器。宝宝鼻塞、鼻堵时可用沾有温水的棉棒湿润鼻痂，一点一点地将鼻痂取出，爸妈注意千万不可以用力过猛。选择细小的棉棒，它比传统的棉棒更好用。吸鼻器在这时也能派上用场。

4.自备温湿度计，保持空气流通，每天开窗2到3次。自备一个温湿度计。保持室内的空气流通，每天开窗2到3次，控制室内的温湿度，温度约在18℃~22℃，湿度约在60%左右。

5.敷额头（退热贴）、酒精擦身。如果宝宝有发烧的情况，冷毛巾敷额头可以给宝宝降热，去热贴也可以选用。另外，选用30%~50%的酒精擦身也可以帮助宝宝物理降温。

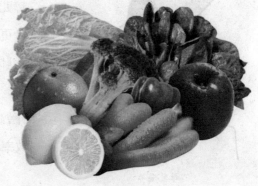

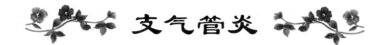

支气管炎

◎ 支气管炎简介

支气管炎是指气管、支气管粘膜及其周围组织的慢性非特异性炎症。临床上以长期咳嗽、咳痰或伴有喘息及反复发作为特征。慢性咳嗽、咳痰或伴有喘息，每年发作持续3个月，连续2年或以上，并能排除心、肺其他疾患而反复发作，部分病人可发展成阻塞性肺气肿、慢性肺原性心脏病。

◎ 支气管炎的分类

1. 急性支气管炎

急性支气管炎主要症状是咳嗽，病初，为短、干性痛咳。3～4天后，随着渗出物的增加，则变为湿、长咳，痛感减轻。咳嗽之后常伴发呕吐。两侧鼻孔流浆液、浆液粘性或粘液脓性鼻液，当咳嗽时，流出量增多。胸部听诊，病初肺泡音增强，2～3天后由于支气管粘

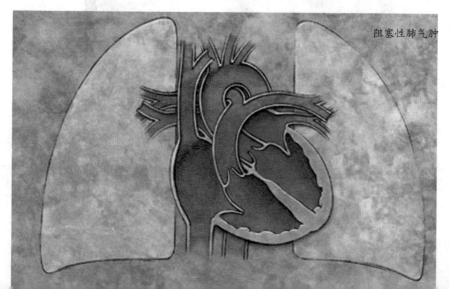

阻塞性肺气肿

膜肿胀和分泌粘稠的渗出物，可听到干性罗音，当支气管内多量稀薄的渗出物时，听到湿性罗音，并以大、中水泡音较多。胸部叩诊，一般无变化。全身症状轻微，体温正常或稍升高0.5℃～1℃，呼吸增数。并发于传染病的支气管炎常发高热。细支气管炎全身症状重剧，体温升高1℃～2℃，呼吸增速，里呼气性呼吸困难，且常张口呼吸，可视粘膜发绀。由始至终均发生微弱的短痛咳。通常无鼻液，或仅见少量鼻液。胸部听诊有小水泡音或干性罗音。在细支气管完全阻塞，渗出物向肺泡侵入，将引起支气管炎。胸部叩诊，呈高朗的清音，肺界多后移，这是由于支气管狭窄，呼吸困难，发生急性肺气肿的结果。如并发支气管砷炎，则有岛屿状浊音。

2.腐败性支气管炎

腐败性支气管炎的症状是除全身症状重剧外，呼出气体具有恶臭味，并流污秽不洁及带有腐败臭味

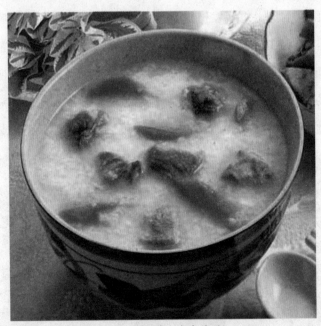

支气管炎患者药膳

鼻液。

3. 慢性支气管炎

慢性支气管炎多数起病很隐蔽，开始症状除轻咳之外并无特殊症状，故不易被病人所注意。部分患者起病之前先有急性上呼吸道感染如急性咽喉炎、感冒、急性支气管炎等病史，且起初多在寒冷季节发病，以后症状即持续，反复发作。

慢性支气管炎的主要临床表现为咳嗽、咳痰、气喘及反复呼吸道

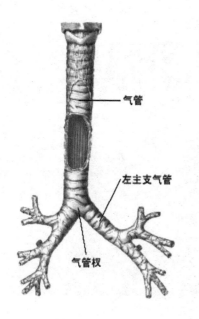

感染。

（1）咳嗽

长期、反复、逐渐加重的咳嗽是本病的突出表现。轻者仅在冬春季节发病，尤以清晨起床前后最明显，白天咳嗽较少。夏秋季节，咳嗽减轻或消失。重症患者则四季均咳，冬春加剧，日夜咳嗽，早晚尤为剧烈。

（2）咳痰

一般痰呈白色粘液泡沫状，晨起较多，常因粘稠而不易咳出。在感染或受寒后症状迅速加剧，痰量增多，粘度增加，或呈黄色脓性痰或伴有喘息。偶因剧咳而痰中带血。

（3）气喘

当合并呼吸道感染时，由于细支气管粘膜充血水肿，痰液阻塞及支气管管腔狭窄，可以产生气喘（喘息）症状。病人咽喉部在呼吸时发生喘鸣声，肺部听诊时有哮鸣音。这种以喘息为突出表现的类型，临床上称之为喘息性支气管

炎；但其发作状况又不像典型的支气管哮喘。

（4）反复感染

寒冷季节或气温骤变时，容易发生反复的呼吸道感染。此时病人气喘加重，痰量明显增多且呈脓性，伴有全身乏力、畏寒、发热等。肺部出现湿性音，查血白细胞计数增加等。反复的呼吸道感染尤其易使老年病人的病情恶化，必须予以充分重视。

本病早期多无特殊体征，在多数病人的肺底部可以听到少许湿性或干性呷音。有时在咳嗽或咯痰后可暂时消失。喘息性慢支炎发作时，可听到广泛的哮鸣音，喘息缓解后又消失。长期发作的病例可发现有肺气肿的征象。

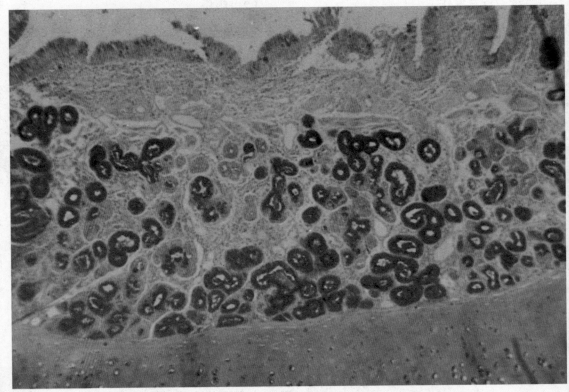

慢性支气管炎

◎ 支气管炎的预防

支气管炎简称慢支，是严重危害人民健康的常见病和多发病，尤以老年人多见，50岁以上者高达15%左右。慢性支气管炎是指气管、支气管粘膜及其周围组织的慢性非特异性炎症，秋冬季节为发病高峰。

慢性支气管炎的病因到现在还没有完全清楚，据国内外调查与研究认为，是多种因素长期互相作用的结果。病毒和细菌所引起的感染是慢性支气管炎继发感染和加剧病变发展的重要因素，粉尘、大气污染、刺激性烟雾、长期吸烟的慢性刺激是主要病因之一，气候寒冷、过敏因素也是发病的诱因。机体抵抗力减弱，呼吸道局部防御功能降低，是引发慢性支气管炎的内因。

慢性支气管炎发病缓慢，病程较长，反复发作逐渐加重。主要症状是咳嗽、咳痰、喘息或气短，尤以清晨或夜间为重，痰量增多。当并发肺气肿时，除有咳、痰、喘等症状外，逐渐出现呼吸困难。起初仅在劳动时气促，随着病情发展，以后静息时也感气短。

为了延长缓解期，减少复发，防止疾病进一步发展，病人及家庭成员应该重视预防和护理工作。

1. 积极控制感染：在急性期，遵照医嘱，选择有效的抗菌药物治疗。常用药物有：复方磺胺甲醛异恶挫、强力毒素、红霉素、青霉素等。治疗无效时，也可以选用病人未用过或少用的药物，如麦迪霉素、螺旋霉素、先锋霉素等。在急性感染控制后，及时停用抗菌药物，以免长期使用引起副作用。

2. 促使排痰：急性期患者在使用抗菌药物的同时，应用镇咳、祛痰药物。对年老体弱无力咳痰的病人或痰量较多的病人，应以祛痰为主，不宜选用强烈镇咳药，以免抑制中枢神经加重呼吸道炎症，导致病情恶化。帮助危重病人定时变换体位，轻轻按摩病人胸背，可以促使痰液排出。

3. 保持良好的家庭环境卫生，室内空气流通新鲜，有一定湿度，控制和消除各种有害气体和烟尘，戒除吸烟的习惯，注意保暖。

4. 加强体育锻炼，增强体质，提高耐寒能力和机体抵抗力。冬天坚持用冷水洗脸、洗手，睡前按摩脚心、手心，都有一定帮助。

5. 在气候变化和寒冷季节，注意及时添减衣服，避免受凉感冒，要预防流感。注意观察病情变化，掌握发病规律，以便事先采取措施。如果病人出现呼吸困难，嘴唇、指甲发紫，下肢浮肿，神志恍惚，嗜睡，此时要及时送医院治疗。

慢性支气管炎是由多种原因引起的。临床上以长期咳嗽、咯痰、喘息为主证。常在寒冷季节及气候剧变时反复发作。本病如迁延不愈，可并发肺气肿，甚至肺原性心脏病。

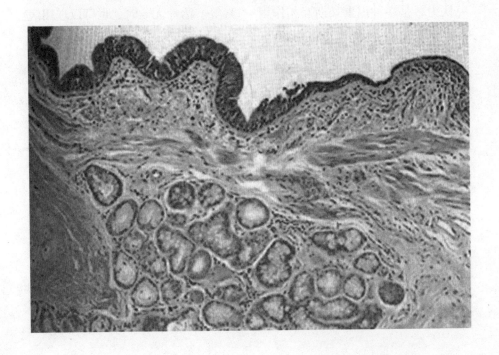

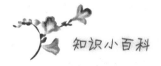

知识小百科

吸烟为什么和慢性支气管炎发病关系密切

纸烟所含的焦油和菸碱可使副交感神经兴奋性增加，使支气管收缩痉挛；呼吸道粘膜上皮细胞纤毛运动受抑制；支气管杯状细胞增生，粘膜分泌增多，使气道净化能力减弱，支气管粘膜充血、水肿、粘液积聚。肺泡中的吞噬细胞功能减弱，均易引起感染。吸烟者易引起鳞状上皮细胞化生，粘膜腺体增生、肥大和支气管痉挛，易于感染。

慢性支气管炎的病理学改变有哪些？

早期，气管、支气管粘膜上皮细胞的纤毛发生粘连、倒伏、脱失，上皮细胞空泡变性、坏死、增生、鳞状上皮化生；病程较久而病情又较重者，炎症扩散至支气管壁周围组织。粘膜下层平滑肌束断裂、萎缩；病变发展至晚期，粘膜萎缩，气管周围纤维组织增生，造成管腔的僵硬或塌陷。病变蔓延至细支气管和肺泡壁，形成肺组织结构的破坏或纤维组织的增生，进而发生阻塞性肺气肿和间质纤维化。电镜观察可见：Ⅰ型肺泡上皮细胞肿胀变厚，Ⅱ型肺泡上皮细胞增生；毛细血管基底膜增厚，内皮细胞损伤，血栓形成和管腔纤维化、闭塞；肺泡壁纤维组织弥漫性增生。这些变化在并发肺气肿、肺动脉高压、肺心病者表现得尤为显著。

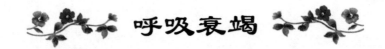

呼吸衰竭

◎ 呼吸衰竭简介

呼吸衰竭是各种原因引起的肺通气和（或）换气功能严重障碍，以致不能进行有效的气体交换，导致缺氧伴（或不伴）二氧化碳潴留，从而引起一系列生理功能和代谢紊乱的临床综合征。在海平大气压下，于静息条件下呼吸室内空气，并排除心内解剖分流和原发于心排血量降低等情况后，动脉血氧分压（PaO_2）低于8千帕（60毫米汞柱），或伴有二氧化碳分压（$PaCO_2$）高于6.65千帕（50毫米汞柱），即为呼吸衰竭（简称呼衰）。它是一种功能障碍状态，而不是一种疾病，可因肺部疾病引起也可能是各种疾病的并发症。

◎ 呼吸衰竭的病因

损害呼吸功能的各种因素都会导致呼衰。临床上常见的病因有如下几方面。

1. 呼吸道病变

支气管炎症痉挛、上呼吸道肿瘤、异物等阻塞气道，引起通气不足，气体分布不匀导致通气/血流比例失调，发生缺氧和二氧化碳潴留。

2. 肺组织病变

肺炎、重度肺结核、肺气肿、弥散性肺纤维化、肺水肿、成人呼吸窘迫综合征、矽肺等，可引起肺容量、通气量、有效弥散面积减少，通气/血流比例失调导致肺动脉样分流，引起缺氧和（或）二氧化碳潴留。

3.肺血管疾病

肺血管栓塞、肺梗死、肺毛细血管瘤，使部分静脉血流入肺静脉，发生缺氧。

4.胸廓病变

如胸廓外伤、畸形、手术创伤、气胸和胸腔积液等，影响胸廓活动和肺脏扩张，导致通气减少吸入气体不匀影响换气功能。

5.神经中枢及其传导系统呼吸肌疾患

脑血管病变、脑炎、脑外伤、电击、药物中毒等直接或间接抑制呼吸中枢；脊髓灰质炎以及多发性神经炎所致的肌肉神经接头阻滞影响传导功能；重症肌无力和损害呼吸动力引起通气不足。

◎ 呼吸衰竭的预防

1.减少能量消耗。解除支气管痉挛，消除支气管粘膜水肿，减少支气管分泌物，排除顽痰，降低气道阻力，减少能量消耗。

2.改善机体的营养状况。增强营养提高糖、蛋白及各种维生素的摄入量，必要时可静脉滴注复合氨基鼓、血浆、白蛋白。

3.坚持每天作呼吸体操，增强呼吸肌的活动功能。

4.使用体外膈肌起博器。呼吸肌疲劳时，可以使用体外膈肌起搏器，改善肺泡通气，锻炼膈肌，增强膈肌的活动功能。

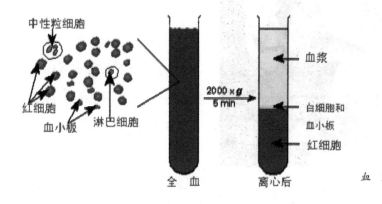

支气管哮喘

◎ 支气管哮喘简介

国外支气管哮喘患病率，死亡率逐渐上升，全世界支气管哮喘者约1亿人，成为严重威胁人们健康的主要慢性疾病。我国的哮喘发病率为1%，儿童达3%。

从狭义考虑，哮喘的定义应为：机体由于外在或内在的过敏原或非过敏原等因素，通过神经体液而导致气道可逆性的痉挛。临床上表现为屡次反复的阵发性胸闷，伴哮鸣音并以呼气为主的呼吸困难或兼有咳嗽者。

从广义来研究则哮喘的临床表现由许多不同程度的病理生理变化而形成的综合征，例如：支气管平滑肌痉挛、气道粘膜水肿、粘液分泌增多、粘膜纤毛功能障碍、支气管粘膜肥厚、支气管粘液栓塞等等，根据各种病理生理变化程度不同即可导致临床上不同程度的哮喘症候群，重者表现为急性严重的哮喘持续状态，轻者仅表现为胸闷，有些则表现为以咳嗽为主。而一般常见的所谓支气管哮喘，则常指狭义的定义。

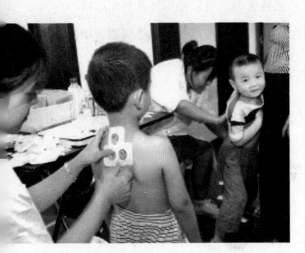

寒冷季节发病居多

◎ 支气管哮喘的分类

生活中常可见到男女老少都会患哮喘病，喘者的表现虽然大同小异，但哮喘原因却是多种多样的。常见的哮喘有以下几种：

（1）支气管哮喘

是一种过敏性疾病多数在年幼或青年时发病，并在春秋季或遇寒时发作。哮喘发作时来去较快，且以呼气性困难为特点；哮喘停止后如同正常人一样。但如反复发作，不能缓解，可发展为肺气肿、肺心病。

（2）喘息性支气管炎

病人除有慢性支气管炎的症状：长期咳嗽、咳痰外；还伴有明显的喘息，并多在呼吸道感染时加重。通常在寒冷季节发病，以中老年人居多数。这种病若控制不好，晚期往往发展为肺气肿、肺心病。

另外是支气管肺癌，当癌瘤堵塞大支气管时，也可引起喘息。病人呼气、吸气时均感到困难。以上几种哮喘都是支气管或肺部的疾病所引起，称为肺源性哮喘。

还有一类哮喘是心脏疾病所引起，称心源性哮喘。病人通常有冠心病，风湿性心脏病，心肌病或高血压病，出现左心衰竭，造成肺部瘀血、气体交换障碍，发生哮喘。这种喘息常在夜间发作，多在睡熟后一两小时突然发生呼吸困难。病人因胸闷气憋而突然惊醒，被迫坐起来喘气、咳嗽、咯粉红色泡沫样痰。多数病人坐起来后，喘息就减轻，这个过程叫夜间阵发性呼吸困难。

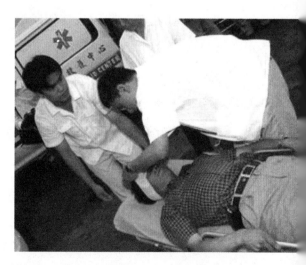

心源性哮喘

此外，还有一种职业性哮喘，就是说哮喘与某些职业有关，例如工作中接触某些化学或金属化合物，引起哮喘。它们的主要特点是：与某种特定物质接触或在某些特定环境里，可引起本病发作，一旦脱离接触，症状就消失了。

◎ 支气管哮喘的预防

支气管哮喘是一种很常见的发作性过敏性疾病，一般分为发作期和缓解期。

本病典型发作前，常常有先兆症状，如咳嗽、胸闷或连续喷嚏等，如不及时治疗，就可能很快出现气急、哮鸣、咳嗽、呼吸困难、多痰，患者常被迫坐起，两手前撑，两肩耸起，额部出冷汗，痛苦异常，严重者可见口唇和指甲发紫。发作持续数小时甚至数日才逐渐缓解。病情缓解后，症状可以完全消失，与常人一样。支气管哮喘病人检查可以发现胸廓膨胀，隆起

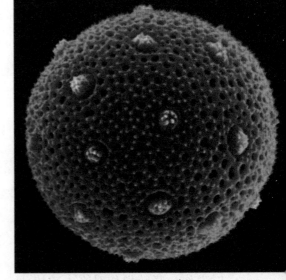

接触过敏原——花粉

如桶状，胸锁乳突肌紧张，腹壁肌肉强直，肺部叩击呈过清音，听诊呼吸音减弱，呼气延长，有干性罗音和哮鸣音；如果同时并发支气管炎或继发感染，可听到湿性罗音。支气管哮喘的诱发因素有：

1. 接触过敏原。过敏原种类很多，一般来自体外，如植物的花粉、房屋的尘土、螨虫、工业粉尘、动物毛屑、鱼、虾、油漆、染料等，都可以发病。

2. 呼吸道感染。肺、支气管、气管、鼻旁窦炎症感染可诱

发哮喘。

3. 气候改变。寒冷季节发病率增加，因为秋冬气候转变较频而且又多骤变，病毒性呼吸道感染较多；有些可以致敏的植物花粉，在春秋二季分布浓度增高；温度、湿度高的时候容易使细菌繁殖；气压低的时候可以使花粉、有害粉尘、刺激性气体等聚集在地面，浓度增加，容易吸入。

4. 精神因素。情绪激动、条件反射可以诱发哮喘。

5. 其他因素。冷空气、煤气的物理、化学性刺激，剧烈运动或咳嗽后，某些药物如阿斯匹林1JL、得安、消炎痛等，都可能诱发哮喘。

本病发作常有季节性，春秋季发病较多。根据反复发作的哮喘史，发作时带有哮鸣音的呼吸困难，服用支气管解痉药可以缓解等，不难做出诊断。

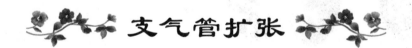

支气管扩张

◎ 支气管扩张简介

支气管扩张的主要诱发因素为支气管-肺组织的感染和支气管阻塞感染引起管腔粘膜的充血、水肿，使管腔狭小分泌物易阻塞管腔，导致引流不畅而加重感染；支气管阻塞引流不畅会诱发肺部感

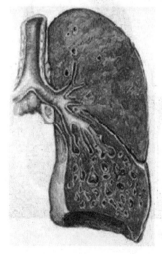

支气管扩张

染。故两者互相影响促使支气管扩张的发生和发展。先天生发育缺损及遗传因素引起的支气管扩张较少见。

多数患者在童年有麻疹百日咳或支气管肺炎迁延不愈的病史，以后常有呼吸道反复发作的感染。气管和主支气管扩张较少见，因为较大的支气管有完整的软骨环、呼吸道清除功能较好，且管径较大，肌

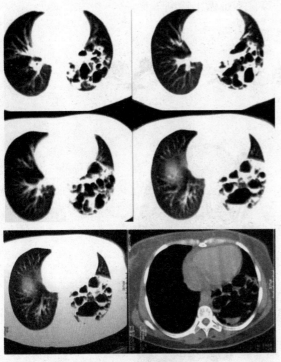

支气管扩张

层及弹力纤维也较厚，故不容易发生阻塞及支气管壁的严重破坏。肺段和亚段以下的小支气管管壁支架组织薄弱，管径小，容易发生痰液潴留和阻塞，而导致支气管扩张。

支气管扩张可分为先天性与继发性两种。先天性较少见，是由于先天性支气管发育不良，存在先天性缺陷或遗传性疾病，使肺的外周不能进一步发育，导致已发育支气管扩张，如支气管软骨发育不全。有的病人支气管扩张在出生后发生，但也有先天异常的因素存在，如Kartagener综合征，患者除支气管扩张外可伴有内脏异位和胰腺囊性纤维化病变，它实际上属于纤毛无运动综合征的一个亚型。

继发性支气管扩张的主要发病因素是支气管和肺的反复感染、支气管阻塞以及支气管受到牵连，三种因素相互影响。儿童时期麻疹、百日咳、流行性感冒（某些腺病毒感染）或严重的肺部感染如肺炎克雷白杆菌、葡萄球菌、流感病毒、

真菌、分枝杆菌以及支原体感染，使支气管各层组织尤其是平滑肌纤维和弹性纤维遭到破坏，黏液纤毛清除功能降低，削弱了管壁的支撑作用，吸气、咳嗽时管腔内压力增加，管腔扩张，而呼气时不能回缩，分泌物长期积存于管腔内，发展为支气管扩张；支气管肿瘤，支气管内膜结核引起的肉芽肿、瘢痕性狭窄，异物吸入（吸入性肺炎、吸入有害气体或硅石、滑石粉等颗粒）、黏液嵌塞或管外原因（如肿大的淋巴结、肿瘤压迫）均可使支气管腔发生不同程度的狭窄或阻塞，使远端引流不畅发生感染而引起支气管扩张；随病情进展，支气管周围纤维增生、广泛胸膜增厚以及肺不张、胸腔内负压对病肺的牵引，产生对支气管牵拉，同时由于局部防御机制和清除功能降低，反

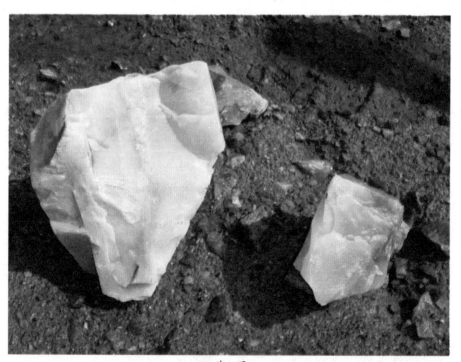

硅　石

复感染使支气管壁肌层萎缩，软骨破坏、张力下降，在管壁外牵拉力作用下形成持久的扩张。

◎ 支气管扩张的临床表现

支气管炎的典型症状为慢性咳嗽伴大量脓痰和反复咯血。

慢性咳嗽伴大量脓性痰痰量与体位改变有关，如晨起或入夜卧床时咳嗽痰量增多，呼吸道感染急性发作时黄绿色脓痰明显增加，一日数百毫升，若有厌氧菌混合感染则有臭味。

咯血可反复发生程度不等，从小量痰血至大量咯血，咯血量与病情严重程度有时不一致。支气管扩张咯血后一般无明显中毒症状。

若反复继发感染支气管引流不畅，痰不易咳出，可感到胸闷不适炎症扩展到病变周围的肺组织，出现高热、盗汗、消瘦、贫血等症状。

慢性重症支气管扩张的肺功能严重障碍时劳动力明显减退，稍活动即有气急、紫绀伴有杵状指（趾）。

◎ 支气管扩张的预防

预防支气管扩张的方法如下：

（1）戒烟，避免吸入刺激性气体。

（2）控制继发感染，彻底治疗呼吸道疾病，如小儿麻疹、百日咳、支气管肺炎等，在幼年时期积极防治麻疹、百日咳、支气管肺炎等疾病，并作好传染病的预防接种。以防止支气管腔受损而发展成为支气管扩张。

（3）增强体质，提高抗病能力，坚持参加适当体育锻炼，如跑步、散步、打太极拳等，有助于预防本病的发作。

（4）预防感冒，积极根治鼻炎、咽喉炎、ww慢性扁桃腺炎等上呼吸道感染，对防治本病有重要意义。

慢性阻塞性肺气肿

◎ 慢性阻塞性肺气肿简介

肺气肿不是一种独立的疾病，而是一个解剖/结构术语，是慢性支气管炎或其他慢性肺部疾患发展的结果。主要是肺组织终末支气管远端部分包括呼吸性细支气管、肺泡管、肺泡囊和肺泡的膨胀和过度充气，导致肺组织弹力减退，容积增大。由于其发病缓慢，病程较长，故称为慢性阻塞性肺气肿。在

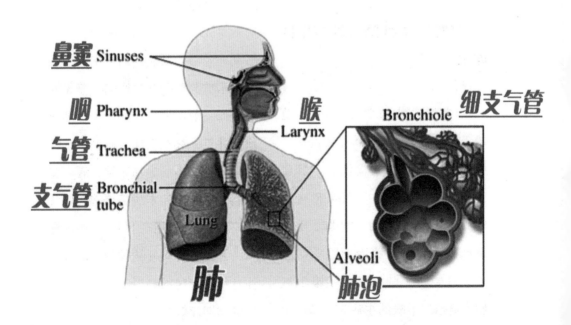

鼻窦 Sinuses

咽 Pharynx

气管 Trachea

支气管 Bronchial tube

喉 Larynx

Lung

肺

Alveoli

肺泡

Bronchiole 细支气管

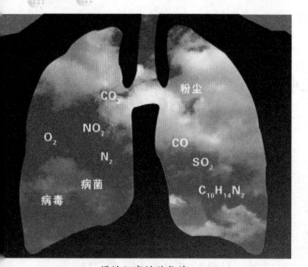

慢性阻塞性肺气肿

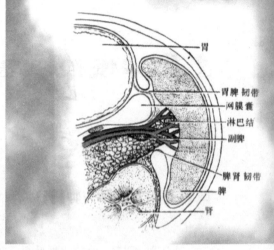

我国的发病率大约在0.6%~4.3%之间。

◎ 慢性阻塞性肺气肿的中医理论

本病属于中医学的"肺胀"范畴。其病名首见于《黄帝内经》，如《灵枢·胀论》篇说："肺胀者，虚满而喘咳。"《灵枢·脉经》篇又说："肺手太阴肺，……是动则病肺胀满膨膨而喘咳。"《金匮要略·肺痿肺痈咳嗽上气病》篇指出本病的主症为"咳而上气，此为肺胀。其人喘，目如脱状。"本病的发生，多因久病肺虚，痰浊潴留，复感外邪而诱发。病变首先在肺，继则影响脾、肾，后期病及心。其病理因素主要为痰浊、水饮与血瘀互为影响，兼见同病。如一般早期以痰浊为主，渐而痰瘀并见，终至痰浊、血瘀、水饮错杂为患。本病为临床常见病、多发病之一。治疗本病必须掌握好各个不同时期的用药尺度，兼顾标本，并配合呼吸吐纳等身体锻炼、注意饮食起居的调摄等，才能有较好的远期疗效。

第3章

循环系统疾病

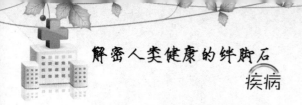

循环系统是生物体的细胞外液（包括血浆、淋巴和组织液）及其借以循环流动的管道组成的系统。从动物形成心脏以后循环系统分心脏和血管两大部分，叫做心血管系统。循环系统是生物体内的运输系统，它将消化道吸收的营养物质和由鳃或肺吸进的氧输送到各组织器官并将各组织器官的代谢产物通过同样的途径输入血液，经肺、肾排出。它还输送热量到身体各部以保持体温，输送激素到靶器官以调节其功能。循环系统疾病目前也是困扰人类生存的疾病之一，循环系统疾病也给很多患者带来极大的痛苦，期待医学的不断发展，使人类早日摆脱疾病的困扰。

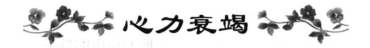

心力衰竭

◎ 心力衰竭简介

心力衰竭不是一个独立的疾病，是指各种病因致心脏病的严重阶段。发病率高，存活率与恶性肿瘤相似。心力衰竭是由于初始的心肌损害和应力作用：包括收缩期或舒张期心室负荷过重和（或）心肌细胞数量和质量的变化，继以心室舒缩功能低下，逐渐发展而成。

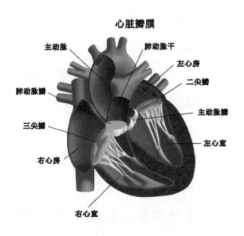

心脏瓣膜

主动脉　　　　肺动脉干
　　　　　　　左心房
　　　　　　　二尖瓣
肺动脉瓣
　　　　　　　主动脉瓣
三尖瓣
　　　　　　　左心室
右心房
右心室

心瓣膜疾病、冠状动脉硬化、高血压、内分泌疾患、细菌毒素、急性肺梗塞、肺气肿或其他慢性肺脏疾患等均可引起心脏病而产生心力衰竭的表现。妊娠、劳累、静脉内迅速大量补液等均可加重有病心脏的负担，而诱发心力衰竭。

◎ 心力衰竭的病因

（1）心力衰竭。心力衰竭是指原发性心肌肌原纤维收缩功能障碍所致的心力衰竭，此时泵功能障碍是原发的。心肌因种种原因收缩无力，有能喷射足够的血液到外周的血管中去以全身组织代谢的需要时，就发生心力衰竭。

（2）其他原因引起的心力衰竭：如心脏瓣膜病时，由于心肌负荷过重而发生心肌肥大和心脏扩大，继则心肌收缩性相对不足而导致心力衰竭，此时泵功能障碍是继发的，在除去瓣膜障碍时较易逆转。

（3）由心肌以外的原因引起的心力衰竭，在晚期往往也伴有心肌损害。

（4）除了心脏本身的疾病，如先天性心脏病、心肌炎、心肌病、严重的心律失常、心内膜炎等，心脏以外的疾病，如急性肾炎、中毒性肺炎、重度贫血、溶血、大量静脉补液以及外科手术

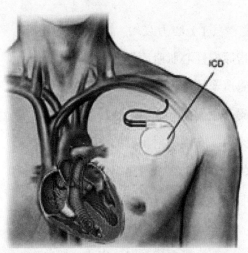

慢性心力衰竭

后的并发症等等，也可以引起心力衰竭。

◎ 心力衰竭的分类

1. 按其发病缓急分为慢性心力衰竭和急性心力衰竭

（1）慢性心力衰竭

基本病因：

①原发性心肌损害（包括：缺血性心肌损害、心肌炎和心肌病、心肌代谢障碍性疾病）

②心脏负荷过重（压力负荷过重、容量负荷过重）。

临床表现：

①左心衰竭

临床上最常见，主要表现为肺循环静脉淤血和心排血量降低。

症状：呼吸困难、咳嗽、咳痰与咯血、疲劳、发力、头晕、心悸、少尿及肾功能损害。

体征：两肺底闻及湿性啰音，随病情加重可遍及全肺、心脏扩大，心率增快，心尖区可闻及舒

张期奔马律，肺动脉瓣区第二心音亢进。

②右心衰竭

单纯右心衰竭较少见，主要表现为体循环静脉淤血。

症状：胃肠道及肝淤血、呼吸困难。

体征：水肿是右心衰的典型体征，首先发生在身体下垂部位。

③全心衰竭

全心衰竭同时具有左右心衰的临床表现。

（2）急性心力衰竭

基本病因：

①急性弥漫性心肌损害

常见于急性广泛心肌梗死、急性心肌炎等引起心肌收缩无力，心排血量急剧下降。

②急性心脏后负荷增加

常见于高血压危象、严重瓣膜狭窄、心室流出道梗阻等。

③急性心脏前负荷增加

常见于急性心肌梗死或感染性心内膜炎引起的瓣膜损害、腱索断裂所致瓣膜性急性反流，以及静脉输血、输液过多或过快。

④心律失常

常见于原有心脏病的基础上出项快速性（心率>180次/分）或缓慢性（心率<35次/分）心律失常。

临床表现：急性左心衰主要表现为突发严重呼吸困难，呼吸频率达30～40次/分，端坐呼吸，面色灰白、发绀、极度烦躁、大汗淋漓，同时可频发咳嗽，咳出大量白色或粉红色泡沫样痰。极重者可因脑部缺氧而致神志模糊。

2. 按其发生部位可分为左心衰竭、右心衰竭和全心衰竭。

（1）左心衰竭

左心衰竭主要表现为疲倦乏力，呼吸困难，初起为劳力性呼吸困难，终而演变为休息时呼吸困难，只能端坐呼吸。阵发性呼吸困难是左心衰竭的典型表现，多于熟睡之中发作，有胸闷、气急、咳嗽、哮鸣，特别严重的可演变为急性肺水肿而表现剧烈的气喘、端坐呼吸、极度焦虑和咳吐含泡沫的粘液痰（典型为粉红色泡沫样痰）、紫绀等肺部淤血症状。

（2）右心衰竭

右心衰竭主要表现为下肢水肿，颈静脉怒张，食欲不振，恶心呕吐，尿少，夜尿，饮水与排尿分离现象等。肺部单纯右心衰无异常，并左心衰时候可有颈静脉怒张（+），肝肿大，X线检查以左心室或左心房增大为主。实验室检查则左心衰竭有臂舌时间延长，飘浮导管测定肺动脉毛细血管楔嵌压增高；右心衰竭有臂肺时间延长、静脉压明显增高。

3. 根据发病机制分为收缩性心力衰竭和舒张性心力衰竭。

通常后者发生在先，进而发生收缩功能障碍。

（1）收缩性心力衰竭的特点是心脏增大，收缩末期心室容积增加和射血分数下降，也是临床上常见的心力衰竭。

（2）舒张性心力衰竭是由于心室松弛性降低。僵硬度增加，使心室舒张期充盈受限，心室舒张末期压力升高和心搏出量减少，心肌常显著肥厚，心脏大小正常、射血分数无明显减少，患者心力衰竭症状也不太明显，可见于高血压、冠心病的某一阶段，严重者见于原发性限制型心肌病、原发性梗阻性肥厚型心肌病。

4. 按症状的有无可分为无症状性心力衰竭和充血性心力衰竭。

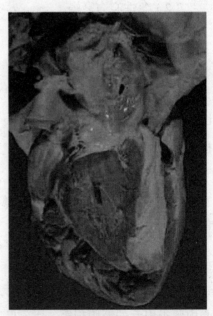

先天性心脏病图

◎ 心力衰竭的预防

1. 预防感冒

在感冒流行季节或气候骤变情况下，患者要减少外出，出门应戴口罩并适当增添衣服，患者还应少去人群密集之处。患者若发生呼吸道感染，则非常容易使病情急剧恶化。

2. 适量活动

做一些力所能及的体力活动，但切忌活动过多、过猛，更不能参加较剧烈的活动，以免心力衰竭突然加重。

3. 饮食宜清淡少盐

饮食应少油腻，多蔬菜水果。对于已经出现心力衰竭的病人，一定要控制盐的摄入量。盐摄入过多会加重体液潴留，加重水肿，但也不必完全免盐。

4. 健康的生活方式

一定要戒烟、戒酒，保持心态平衡，不让情绪过于兴奋波动，同时还要保证充足的睡眠。

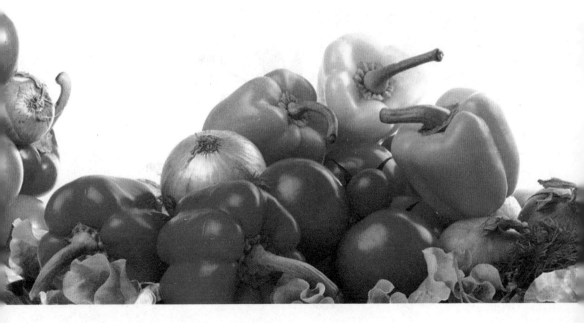

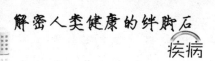

心律失常

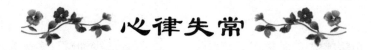

◎ 心律失常简介

心律失常指心律起源部位、心搏频率与节律以及冲动传导等任一项异常。"心律紊乱"或"心律不齐"等词的含义偏重于表示节律的失常，心律失常既包括节律又包括频率的异常，更为确切和恰当。

正常心律起源于窦房结，频率60次~100次/分钟（成人），比较规则。窦房结冲动经正常房室传导系统顺序激动心房和心室，传导时间恒定（成人0.12~1.21秒）；冲动经束支及其分支以及浦肯野纤维到达心室肌的传导时间也恒定（<0.10秒）。

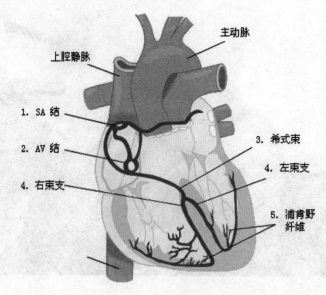

主动脉

上腔静脉

1. SA 结

2. AV 结

4. 右束支

3. 希式束

4. 左束支

5. 浦肯野
纤维

◎ 心律失常的病因

　　心律失常可见于各种器质性心脏病，其中以冠状动脉粥样硬化性心脏病（简称冠心病）、心肌病、心肌炎和风湿性心脏病（简称风心病）为多见，尤其在发生心力衰竭或急性心肌梗塞时。发生在基本健康者或植物神经功能失调患者中的心律失常也不少见。其他病因尚有电解质或内分泌失调、麻醉、低温、胸腔或心脏手术、药物作用和中枢神经系统疾病等。部分病因不明。

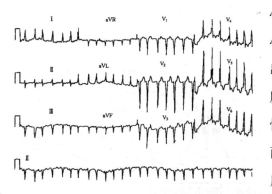

◎ 心律失常的分类

　　1. 按发生原理

　　按发生原理，心律失常分为冲动发生异常、传导异常以及冲动发生与传导联合异常。这种分类方法主要根据实验研究结果，在临床诊断技术目前尚难确定心律失常电生理机制的状况下，实用价值不高。此外，某些快速心律失常起始和持续的机制可能不同，如由异常自律性引起的室性早搏，可由折返机制而形成持续型室性心动过速。

　　2. 按心律失常时心率的快慢

　　按心律失常时心率的快慢，心律失常可分为快速性和缓慢性心律失常。近年来有些学者还提出按心律失常时循环障碍严重程度和预后，将心律失常分为致命性、潜在致命性和良性三类。这两种分类方法简易可行，结合临床实际，对心律失常的诊断和防治有一定帮助。

◎ 心律失常的预防

完全预防心律失常发生有时非常困难，但可以采取适当措施，减少发生率。

（1）预防诱发因素一旦确诊后病人往往高度紧张、焦虑、忧郁，严重关注，频频求医，迫切要求用药控制心律失常。而完全忽略病因、诱因的防治，常造成喧宾夺主，本末倒置。常见诱因：吸烟，酗酒，过劳，紧张，激动，暴饮暴食，消化不良，感冒发烧，摄入盐过多，血钾、血镁低等。病人可结合以往发病的实际情况，总结经验，避免可能的诱因，比单纯用药更简便、安全、有效。

（2）稳定的情绪保持平和稳定的情绪，精神放松，不过度紧张。精神因素中尤其紧张的情绪易诱发心律失常。所以病人要以平和的心态去对待，避免过喜、过悲、过怒，不计较小事，遇事自己能宽慰自己，不看紧张刺激的电视、球赛等。

（3）自我监测在心律失常不易被查到时，病人自己最能发现问题。有些心律失常常有先兆症状，若能及时发现及时采取措施，可减少甚至避免再发心律失常。心房纤颤的病人往往有先兆征象或称前驱症状，如心悸感，摸脉有"缺脉"增多，此时及早休息并口服安定片可防患于未然。

有些病人对自己的心律失常治

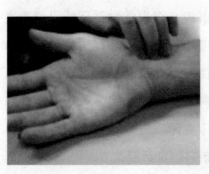
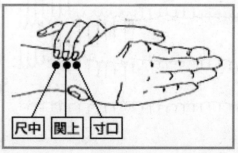

尺中　关上　寸口

疗摸索出一套自行控制的方法，当发生时用以往的经验能控制心律失常。如"阵发性室上性心动过速"病人，发作后立即用刺激咽喉致恶心呕吐，或深呼吸动作，或压迫眼球可达到刺激迷走神经，减慢心率的目的，也能马上恢复。

（4）合理用药心律失常治疗中强调用药个体化，而有些病人往往愿意接收病友的建议而自行改药、改量。这样做是危险的。病人必须按医生要求服药，并注意观察用药后的反应。有些抗心律失常药有时能导致心律失常，所以，应尽量少用药，做到合理配伍。

（5）定期检查身体定期复查心电图、电解质、肝功、甲功等，因为抗心律失常药可影响电解质及脏器功能。用药后应定期复诊及观察用药效果和调整用药剂量。

（6）生活要规律养成按时作息的习惯，保证睡眠。因为失眠可诱发心律失常。运动要适量，量力而行，不勉强运动或运动过量，不做剧烈及竞赛性活动，可做气功、打太极拳。洗澡水不要太热，洗澡时间不宜过长。养成按时排便习惯，保持大便通畅。饮食要定时定量。不饮浓茶不吸烟。避免着凉，预防感冒。不从事紧张工作，不从事驾驶员工作。

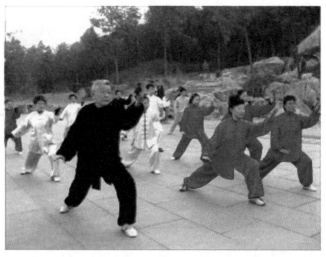

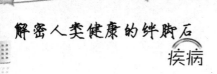
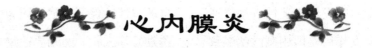

心内膜炎

◎ 心内膜炎简介

心内膜炎，一种炎症性疾病。是指由病原微生物直接侵袭心内膜而引起的炎症性疾病，在心瓣膜表面形成的血栓（疣赘物）中含有病原微生物。

心内膜炎可由细菌、霉菌、立克次氏体及病毒致病。临床主要可见三大类症状，即全身感染症状、心脏症状、栓塞及血管症状。那么患本病的小儿是否会表现出发热呢？这里首先要告诉大家的是，感染性心内膜炎不仅可以见到发热，而且还以发热为最多见、最重要的全身症状。

◎ 心内膜炎的病因

引起心内膜感染的因素有：

①病原体侵入血流，引起菌血症、败血症或脓毒血症，并侵袭心内膜；

②心瓣膜异常，有利于病原微

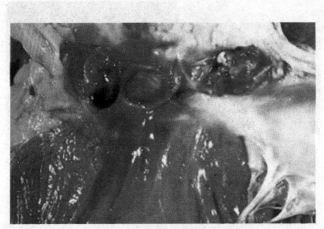

心内膜炎

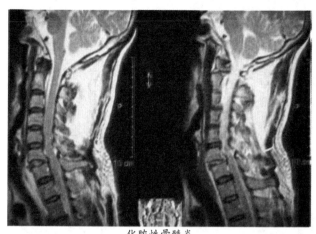

化脓性骨髓炎

性骨髓炎、痈、产褥热等），当机体抵抗力降低时（如肿瘤、心脏手术、免疫抑制等）病原菌则侵入血流，引起败血症并侵犯心内膜。此型心内膜炎多发生在本来正常的心内膜上，多单独侵犯主动脉瓣，或侵犯二尖瓣。

生物的寄居繁殖；

③防御机制的抑制，例如肿瘤患者使用细胞毒性药物和器官移植患者用免疫抑制剂时。病因包括各种细菌、真菌及贝纳特考克斯体等。临床经过与病原微生物有关，传统分为急性和亚急性两类，其临床经过及病理变化均有所不同。急性感染性心内膜炎时由于被累心内膜常有溃疡形成，故又称为溃疡性心内膜炎。此类心内膜炎起病急剧，多由毒力较强的化脓菌引起，其中大多为金黄色葡萄球菌，其次为化脓链球菌。通常病原菌先在机体某局部引起化脓性炎症（如化脓

◎ 心内膜炎的分类

1. 急性感染性心内膜炎

急性感染性心内膜炎因心内膜病变溃烂或脱落，又称溃疡性心内膜炎。此类心内膜炎起病急剧，症状迅猛而严重。

病因及发病机制：

本病的病原菌主要是由毒力较强的化脓菌引起，其中大多数为金黄色葡萄球菌，其次是溶血型链球菌，由肺炎球菌也可引起。此类心

内膜炎多发生于正常心内膜上，多单独侵犯二尖瓣或主动脉瓣，三尖瓣和肺动脉瓣很少受累。病变多发生在二尖瓣的心房面和主动脉瓣的心室面，这与血流冲击瓣膜发生机械性损伤有关。

病理变化：肉眼可观察到，瓣膜闭锁缘处常形成较大的赘生物。赘生物呈灰黄色或灰绿色，质地松软，易脱落形成带有细菌的栓子，引起某些器官的梗死和多发性小脓肿（败血性梗死）。严重者，可发生瓣膜破裂或穿孔和/或腱索断裂，可致急性心瓣膜关闭不全而猝死。

在镜检下可看到，瓣膜溃疡底部组织坏死，有大量中性粒细胞浸润，赘生物为血栓，其中混有坏死组织和大量细菌菌落及肉芽组织。

2. 亚急性感染性心内膜炎

亚急性感染性心内膜炎病程经过6周以上，可迁延数月，甚至1～2年。通常由毒力较弱的细菌引起。最常见的是草绿色链球菌（约占75%），此菌为口腔、咽部的正常菌丛。在拔牙、扁桃体摘除术时可有一时性菌血症，细菌亦可从感染灶（牙周炎、扁桃体炎）侵入血流。其次为牛链球菌（为寄居肠道的菌丛）。表皮葡萄球菌为皮肤菌丛，可污染静脉导管及外置起搏器的导线而引起心内膜感染。泌尿生殖器器械检查、前列腺切除术及肠手术后可引起肠球菌性心内膜炎。真菌性心内膜炎最常由白色念珠菌引起，特别是药物成瘾者使用污染的注射

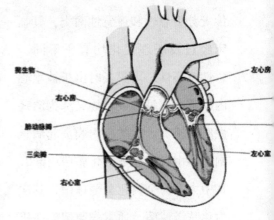

亚急性感染性心内膜炎

器或溶液而造成感染。此外，也见于免疫抑制的患者。

亚急性感染性心内膜炎常发生于已有病变的瓣膜（如风湿性心内膜炎）或并发于先天性心脏病。行修补术后的瓣膜也易被感染。此型心内膜炎最常侵犯二尖瓣和主动脉瓣，并可累及其他部位心内膜。

肉眼可观察到，可见在原有病变的瓣膜上形成疣赘物。瓣膜呈不同程度增厚、变形，常发生溃疡，其表面可见大小不一，单个或多个息肉状或菜花样疣赘物。疣赘物为污秽灰黄色，干燥而质脆，颇易脱落而引起栓塞。病变瓣膜僵硬，常发生钙化。瓣膜溃疡较急性感染性

心内膜炎者为浅，但亦可遭到严重破坏而发生穿孔。病变亦可累及腱索。

镜检下可看到，疣赘物由血小板、纤维素、细菌菌落、炎症细胞和少量坏死组织构成，细菌菌落常被包裹在血栓内部。瓣膜溃疡底部可见不同程度的肉芽组织增生和淋巴细胞、单核细胞及少量中性粒细胞浸润。有时还可见到原有的风湿性心内膜炎病变。

3. 小儿感染性心内膜炎

感染性心内膜炎可由细菌、霉菌、立克次氏体及病毒致病。临床主要可见三大类症状，即全身感染症状、心脏症状、栓塞及血管症状。那么患本病的小儿是否会表现出发热呢？感染性心内膜炎不仅可以见到发热，而且还以发热为最多见、最重要的全身症状。

年幼儿，尤其是2岁以下的小儿往往以发热等感染中毒症状为主要临床表现，甚至于掩盖了心内膜炎的症状。除发热外，患儿常伴有

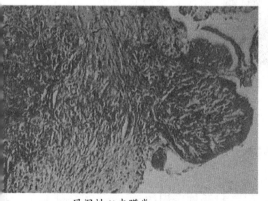

风湿性心内膜炎

肺炎、肠炎、脓胸、皮肤感染、骨髓炎等。其心脏表现主要为心脏听诊杂音性质改变和产生新的杂音。其他症状则因栓塞累及脏器不同而见胸痛、咯血、头痛、偏瘫等。

本病的另一显著特点是，患本病的小儿绝大多数均有原发心脏病，其中以先天性心脏病最为多见，本病极少发生在正常心脏。所以临床上若遇有患儿原来存在心脏病，又见1周以上不明原因的发热，应高度警惕本病。此时应尽早、反复采取血培养标本，以明确诊断。

本病的发热是由感染所引发，所以若要有效的控制体温，必须首先控制感染。这也是本病的治疗关键所在。通常治疗本病主张及早大量给予抗生素，且应选择杀菌力强者联合用药，此外应加强护理，注意休息，注意饮食营养，必要时予输血等治疗。

◎ 心内膜炎的预防

有风湿性瓣膜病或先天性心脏病需注意口腔卫生，及时处理各种感染病灶，施行手术或器械检查前应给予抗生素，预防心内膜炎往往发生在术后两周左右。

有易患因素的患者在做手术或操作时予以预防感染的措施：

（1）口腔上呼吸道操作或手术者应给予针对草绿色链球菌的抗生素。

（2）泌尿生殖及消化系统手术或操作者应针对肠球菌用药。

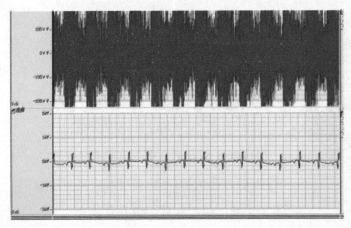

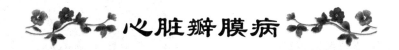

心脏瓣膜病

◎ 心脏瓣膜病简介

心脏瓣膜病是由于炎症、粘液样变性、退行性改变、先天性畸形、缺血性坏死、创伤等原因引起的单个或多个瓣膜结构（包括瓣叶、瓣环、腱索取或者乳头肌）的功能或结构异常，导致瓣某狭窄和（或）关闭不全。心室和主、肺动脉跟部严重扩张也可产生相应房室瓣和半月瓣的相对性关闭不全。二

尖瓣最常受累，其次为主动脉瓣。本病多发生于20～40岁青中年，其中2/3为女性，多有风湿热史。

心脏瓣膜病的症状：

（1）瓣膜病的病人主要是无缘无故出现乏力，本来平常能干一定强度的活儿，现在可能胜任不了，容易累。

（2）气短，一干活儿就心慌，上不来气；也有的人出现腿肿。

（3）食欲不振，也就是说一段时间吃饭不好，胃肠道瘀血可能导致消化不好，出现肚子胀。

◎ 心脏瓣膜病的病因

很多原因可以造成心脏瓣膜损伤，如先天畸形、心肌梗塞、炎症、粘液样变性、退行性改变、缺

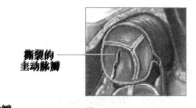

撕裂的
主动脉瓣

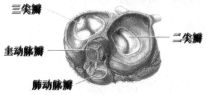

三尖瓣
主动脉瓣
肺动脉瓣
二尖瓣

血性坏死、创伤等，而风湿热留下的损伤是最常见的原因。

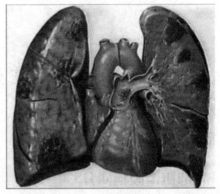

肺动脉瓣

◎ 心脏瓣膜病的分类

1. 二尖瓣狭窄：如果瓣叶活动良好，仅为交界部粘连或轻度瓣下损坏，可争取行闭式扩张术或直视成形术。如果瓣膜钙化或漏斗样改变，则需要实行瓣膜替换手术。

2. 二尖瓣关闭不全：二尖瓣瓣环扩大或交界部局限的瓣叶卷曲者，可以争取实施直视成形手术。瓣叶穿孔、腱索断裂等，若成形手术难以完全矫正或成形手术失败，

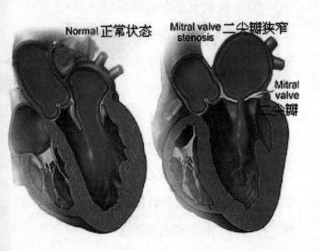

宜实施二尖瓣替换手术。二尖瓣狭窄合并二尖瓣关闭不全，大多数需要换瓣。

3. 三尖瓣损坏：通常三尖瓣不做换瓣手术。只有病变严重时才实施瓣膜替换手术。

4. 主动脉瓣狭窄：先天性主动脉瓣狭窄常可在青少年时期实施直视切开手术，中老年主动脉瓣狭窄多为先天性主动脉瓣二瓣化畸形的基础上钙化所致。需要实施主动脉瓣替换手术。

5. 主动脉瓣关闭不全：主动脉瓣关闭不全可由瓣环扩大、瓣叶撕裂穿孔、卷曲或脱垂等引起。通常应实施瓣膜替换手术。只有主动脉

瓣轻度脱垂才可能做成形手术。

6.肺动脉瓣病变：多为先天性畸形，很少需要换瓣，常需实施带瓣管道右心室-肺动脉转流术。

◎ 心脏瓣膜病的预防

1.加强体育锻炼，增强机体抗病能力，注意休息，不参加重体力劳动。

2.积极有效地治疗链球菌感染，如根治扁桃体炎、龋齿和副鼻窦炎等慢性病灶。

3.给予高热量易消化饮食，如鱼、肉、蛋、奶等，少量多餐，多食蔬菜和水果。

4.心功能不全者给低盐饮食，并限制水分摄入。

5.预防呼吸道感染。病室要阳光充足、空气新鲜、温度适宜，防止因呼吸道感染引起风湿活动、加重病情。

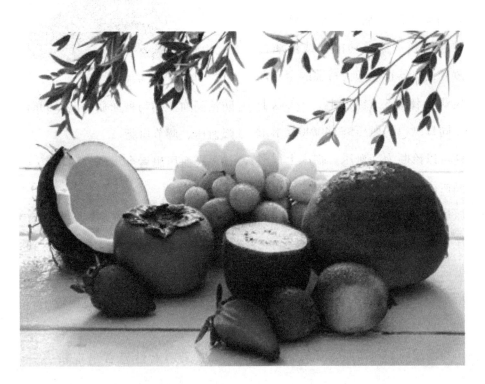

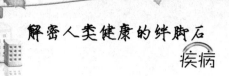
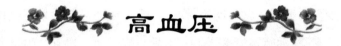

高血压

◎ 高血压简介

　　高血压病是指在静息状态下动脉收缩压和/或舒张压增高（>=140/90毫米汞柱），常伴有脂肪和糖代谢紊乱以及心、脑、肾和视网膜等器官功能性或器质性改变，以器官重塑为特征的全身性疾病。休息5分钟以上，2次以上非同日测得的血压>=140/90毫米汞柱可以诊断为高血压。临床上很多高血压病人特别是肥胖型常伴有糖尿病，而糖尿病也较多的伴有高血压，因此将两者称之同源性疾病。糖尿病人由于血糖增高，血粘稠度增加，血管壁受损，血管阻力增加，易引起高血压。由此可知高血压与糖尿病都与高血脂有关，因此

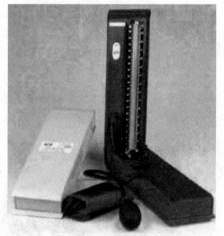

血压计

防治高血压病与糖尿病都应该同时降血压、调节血脂。

　　高血压患者会出现的症状有一下几点：

　　头疼：部位多在后脑，并伴有恶心、呕吐等症状。若经常感到头痛，而且很剧烈，同时又恶心作呕，就可能是向恶性高血压转化的信号。

　　眩晕：女性患者出现较多，

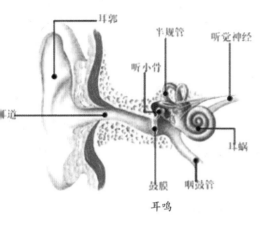

耳郭　　半规管　听觉神经
听小骨
道
耳蜗
鼓膜　咽鼓管

耳鸣

可能会在突然蹲下或起立时有所感觉。

耳鸣：双耳耳鸣，持续时间较长。

心悸气短：高血压会导致心肌肥厚、心脏扩大、心肌梗死、心功能不全。这些都是导致心悸气短的症状。

失眠：多为入睡困难、早醒、睡眠不踏实、易做噩梦、易惊醒。这与大脑皮质功能紊乱及自主神经功能失调有关。

肢体麻木：常见手指、脚趾麻木或皮肤如蚁行感，手指不灵活。身体其他部位也可能出现麻木，还可能感觉异常，甚至半身不遂。

◎ 高血压的病因

高血压患病的病因主要有以下几点：

1. 遗传因素

2. 环境因素

（1）饮食

（2）精神应激

3. 其他

（1）体重：肥胖者发病率高。

（2）避孕药

（3）睡眠呼吸暂停低通气综

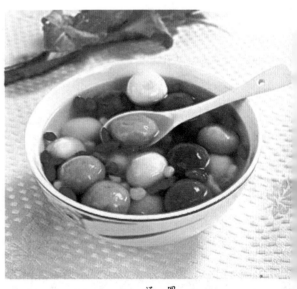

汤　圆

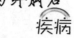

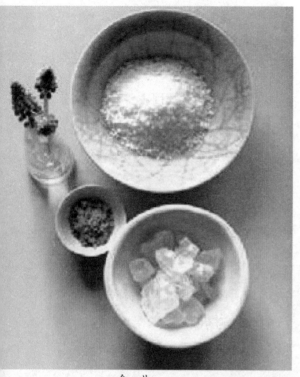

食　盐

（6）遗传：大约半数高血压患者有家族史。

（7）环境与职业：有噪音的工作环境，过度紧张的脑力劳动均易发生高血压，城市中的高压发病率高于农村。

◎ 高血压的分类

从医学上来说，高血压分为原发性和继发性两大类。

高血压是常见的心血管疾病，以体循环动脉血压持续性增高为主

合征

（4）年龄：发病率有随年龄增长而增高的趋势，40岁以上者发病率高。

（5）食盐：摄入食盐多者，高血压发病率高，食盐<2克/日，几乎不发生高血压；3～4克/日，高血压发病率3%，4～15克/日，发病率33.15%，>20克/日发病率30%。

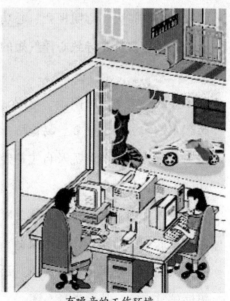

有噪音的工作环境

要表现的临床综合征。高血压病因不明，称之为原发性高血压，占总高血压患者的95％以上。继发性高血压是继发于肾、内分泌和神经系统疾病的高血压，多为暂时的，在原发的疾病治疗好了以后，高血压就会慢慢消失。

按世界卫生组织（WHO）的标准，人体正常血压为收缩压≥140毫米汞柱和（或）舒张压≥90毫米汞柱，即可诊断为高血压。收缩压在140～149毫米汞柱和（或）舒张压在90～99毫米汞柱之间为临界高血压。正常人的收缩压随年龄增加而升高，故高血压病的发病率也随着年龄的上升而升高。

◎ 高血压的预防

1. 合理膳食

（1）预防高血压适宜食用的食物

①碳水化合物食品：米饭、粥、面、面类、葛粉、汤、芋类、

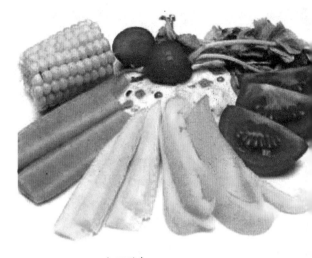

合理膳食

软豆类。

②蛋白质食品：牛肉、猪瘦肉、白肉鱼、蛋、牛奶、奶制品、大豆制品。

③脂肪类食品：植物油、少量奶油、沙拉酱。

④其他食物：淡香茶、酵母乳饮料。

（2）预防高血压应注意的饮食习惯

①首先控制能量的摄入，提倡吃复合糖类，但如淀粉、玉米、少吃葡萄糖、果糖及蔗糖，这类糖属于单糖，易引起血脂升高。

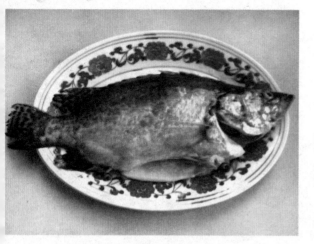

鱼

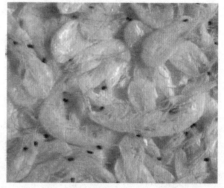

血压合并肾功能不全时，应限制蛋白质的摄入。

④多吃含钾、钙丰富而含钠低的食品，如土豆、茄子、海带、莴笋。含钙高的食品：牛奶、酸牛奶、虾皮。少吃肉汤类，因为肉汤中含氮浸出物增加，能够促进体内尿酸增加，加重心、肝、肾脏

②限制脂肪的摄入。烹调时，选用植物油，可多吃海鱼，海鱼含有不饱和脂肪酸，能使胆固醇氧化，从而降低血浆胆固醇，还可延长血小板的凝聚，抑制血栓形成，防止中风，还含有较多的亚油酸，对增加微血管的弹性，防止血管破裂，防止高血压并发症有一定的作用。

③适量摄入蛋白质。高血压病人每日蛋白质的量为每公斤体重1克为宜。每周吃2～3次鱼类蛋白质，可改善血管弹性和通透性，增加尿钠排出，从而降低血压。如高

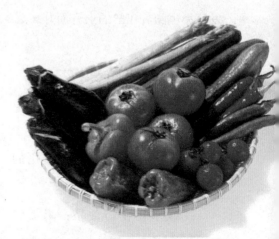

新鲜蔬菜

的负担。

⑤限制盐的摄入量：每日应逐渐减至6克以下，即普通啤酒盖去掉胶垫后，一平盖食盐约为6克。这量指的是食盐量包括烹调用盐及其他食物中所含钠折合成食盐的总量。适当的减少钠盐的摄入有助于降低血压，减少体内的钠水潴留。

⑥多吃新鲜蔬菜、水果。每天吃新鲜蔬菜不少于8两，水果2至4两。

⑦适当增加海产品摄入：如海带、紫菜、海产鱼等。

（3）可以通过多吃新鲜蔬菜及水果来满足每天人体需要B族维生素、维生素C。

（4）应当适量补钙、补铁。

2.适量运动

运动对高血压的重要性：运动除了可以促进血液循环，降低胆固醇的生成外，并能增强肌肉、骨骼与关节僵硬的发生。运动能增加食欲，促进肠胃蠕动、预防便秘、改善睡眠。有持续运动的习惯：最好是做到有氧运动，才会有帮助。有氧运动同减肥一样可以降低血压，如散步、慢跑、打太极拳、骑自行车和游泳都是有氧运动。

3.戒烟限酒

长期大量吸烟还会促进大动脉粥样硬化，小动脉内膜逐渐增厚，使整个血管逐渐硬化。同时由于吸烟者血液中一氧化碳血红蛋白含量增多，从而降低了血液的含氧量，使动脉内膜缺氧，动脉壁内脂的含氧量增加，加速了动脉粥样硬化的形成。因此，无高血压的人戒烟可预防高血压的发生，有高血压的人则更应戒烟。

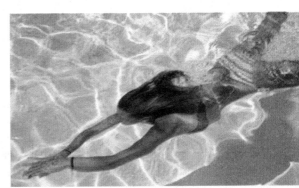

游　泳

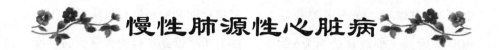

慢性肺源性心脏病

◎ 慢性肺源性心脏病简介

慢性肺源性心脏病是由肺组织、肺动脉血管或胸廓的慢性病变引起肺组织结构和功能的异常，造成肺血管阻力增加，肺动脉压力增高，使右心扩张、肥大、伴或不伴右心衰竭的心脏病。慢性肺源性心脏病是常见病，多发病。患病年龄多在40岁以上，随年龄增长而患病率增高。寒冷地区、高原地区、农村患病率高。其原发病以慢性支气管炎、肺气肿最为常见。急性发作以冬春季多见。常因呼吸道感染而诱发肺、心功能不全。治疗以控制感染，改善通气，合理氧疗为主，必要时可应用利尿、扩血管药或慎用小量强心剂。

◎ 慢性肺源性心脏病病因

造成其病因主要有以下几个原因：

（1）支气管、肺疾病。以慢支并发阻塞性肺气肿最为多见，约占80%～90%，其次为支气管哮喘、支气管扩张、重症肺结核、尘肺、慢性弥漫性肺间质纤维化、结节病、过敏性肺泡炎、嗜酸性肉芽肿等。

（2）胸廓运动障碍性疾病。严重的脊椎后、侧凸、脊椎结核、类风湿性关节炎、胸膜广泛粘连及胸廓形成术后造成的严重胸廓或脊椎畸形，以及神经肌肉疾患如脊髓灰质炎。

（3）肺血管疾病。累及肺动

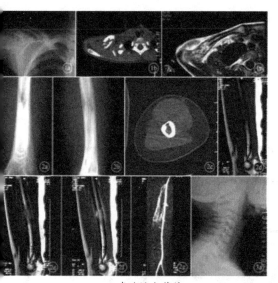

嗜酸性肉芽肿

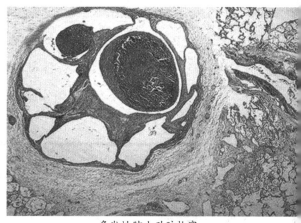

多发性肺小动脉栓塞

脉的过敏性肉芽肿病，广泛或反复发生的多发性肺小动脉栓塞及肺小动脉炎，以及原因不明的原发性肺动脉高压症。

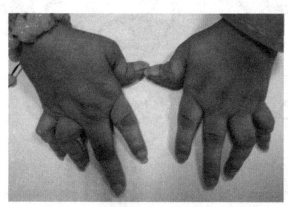

类风湿性关节炎

◎ 慢性肺源性心脏病的预防

对于慢性肺源性心脏病的预防，要做到：平时生活要有规律，起居有常。早睡早起，注意保暖。饮食宜清淡，以易消化的高蛋白、高热量、高维生素食物为主。要积极加强锻炼，提高自身防御疾病的能力。

主要是防治足以引起本病的支气管、肺和肺血管等疾病。

（1）积极采取各种措施（包括宣传，有效

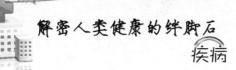

的戒烟等）提倡戒烟。

（2）积极防治原发病的诱发因素，如呼吸道感染、各种过敏原，有害气体的吸入，粉尘作业等

的防护工作和个人卫生的宣传。

（3）开展多种形式的群众性体育活动和卫生宣传，提高人群的卫生知识，增强抗病能力。

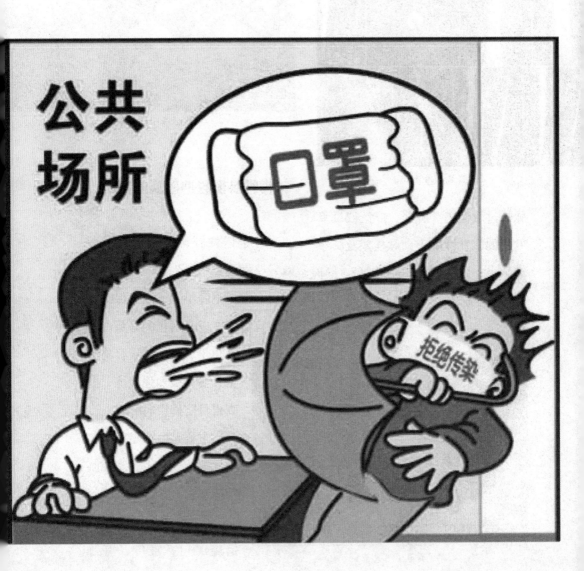

第 4 章

消化系统疾病

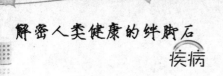

近年来，消化系统疾病也日趋危害人类的身体健康，消化系统的病症表现为吃饭没有食欲、上吐下泻、泛酸嗳气等，消化系统疾病包括胃炎、胃下垂、急性胃肠炎、大肠癌、消化性溃疡、肝炎、肝硬化、胰腺炎、阑尾炎、便秘、腹泻等症状。

消化系统疾病的临床表现除消化系统本身症状及体征外，也常伴有其他系统或全身性症状，有的消化系统症状还不如其他系统的症状突出。因此，认真收集临床资料，包括病史、体征、常规化验及其他有关的辅助检查结果，进行全面的分析与综合，才能得到正确的诊断。

胃　炎

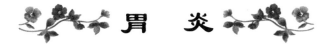

◎ 胃炎简介

　　胃炎是胃粘膜炎症的统称。常见病，可分为急性和慢性两类。急性胃炎常见的为单纯性和糜烂性两种。前者表现为上腹不适、疼痛、厌食和恶心、呕吐；后者以上消化道出血为主要表现，有呕血和黑粪。慢性胃炎通常又可分为浅表性胃炎、萎缩性胃炎和肥厚性胃炎。

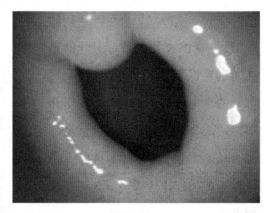

胃粘膜

　　慢性胃炎病程迁延，大多无明显症状和体征，一般仅见饭后饱胀、泛酸、嗳气、无规律性腹痛等消化不良症状。确诊主要依赖胃镜检查和胃粘膜活组织检查。

◎ 胃炎的病因

　　本病常见于成人，许多病因可刺激胃，如饮食不当，病毒和细菌感染、药物刺激等均可能引发本病。

◎ 胃炎的分类

　　胃炎即为胃粘膜的炎症。根据粘膜损伤的严重程度，可将胃炎分为糜烂性胃炎和非糜烂性胃炎，也可根据胃累及的部位进行分类（如贲门、胃体、胃窦）。根据炎性细胞的类型，在组织学上可将胃炎进一步分为急性胃炎和慢性胃炎。然而尚无一种分类方法与其病理生理完全吻合，各种分类尚有重叠。

1. 急性胃炎

急性胃炎是指各种原因引起的胃粘膜的一种急性炎症反应。引起急性胃炎的原因很多，有化学原因、物理原因、融物原因和毒素原因等。急性胃炎患者常有上腹疼痛、恶心、嗳气、呕吐和食欲减退等。其临床表现常轻重不等，但病均急骤，大都有比较明显的致病因素，如暴饮暴食、大量饮酒或误食不洁食物、受凉、服用药物等。由药物和应激因素引起的胃炎，常仅表现为呕血和黑便，一般为少量，呈间歇性，可自止，但也可发生大出血。另有一些患者临床上无症状，仅在胃镜下观察有急性胃炎的胃粘膜炎症改变。1982年，国内胃炎会议上将急性胃炎分为急性单纯性胃炎、急性糜烂性胃炎、急性腐蚀性胃炎和急性化脓性胃炎四种，尤以前两种为多见。

2. 慢性胃炎

慢性胃炎是以胃粘膜的非特异性慢性炎症为主要病理变化的慢性胃病，病变可局限于胃的一部分，也可弥漫到整个胃部，临床常有胃酸减少、食欲下降、上腹不适和疼痛、消化不良等。慢性胃炎无特异性，一般可表现为食欲减退，上腹部有饱胀憋闷感及疼痛感、恶心、嗳气、消瘦、腹泻等。慢性胃炎的命名很不统一。依据不同的诊断方法而有慢性浅表性胃炎、慢性糜烂性胃炎、慢性萎缩性胃炎、慢性胆汁返流性胃炎、慢性疣性胃炎、药物性胃炎、乙醇性胃炎等等。1990年8月，在澳大利亚悉尼召开的第九届世界胃肠病学大会上，又提出了新的胃炎分类法，它由组织学和内镜两部分组成，组织学以病变部位为核心，确定3种基本诊断：①急性胃炎；②慢性胃炎；③特殊类型胃炎。

◎ 胃炎的预防

胃炎的预防措施主要有以下几点：

（1）注意适当的休息、锻炼，保持生活规律。

（2）保持精神愉快、乐观。

（3）饮食卫生。

（4）自我用手掌在相应穴位的部位按摩。

（5）气功是防治胃病的一种有效保健方法。气功有放松、安静的作用，可调节大脑皮层的功能状态，抑制兴奋灶。对精神因素引起的胃炎效果最好。

胃下垂

◎ 胃下垂简介

胃下垂是指站立时，胃的下缘达盆腔，胃小弯弧线最低点降至髂嵴连线以下，称为胃下垂。轻度胃下垂多无症状，中度以上者常出现胃肠动力差，消化不良的症状。临床诊断以X射线、钡餐透视、B超检查为主，可以确诊。

◎ 胃下垂的病因

该病的发生多是由于膈肌悬吊力不足，肝胃、膈胃韧带功能减退而松弛，腹内压下降及腹肌松弛等因素，加上体形或体质等因素，使胃呈极底低张的鱼勾状，即为胃下垂所见的无张力型胃。

胃下垂的发病原因有：

正常腹腔内脏位置的固定主要靠3个因素：

1. 横膈的位置和膈肌的活动力。

2. 腹肌力量，腹壁脂肪层厚度的作用。

3. 邻近脏器或某些相关韧带的固定作用。

凡能影响造成膈肌位置下降的因素，如膈肌活动力降低，腹腔压力降低，腹肌收缩力减弱，胃膈韧带、胃肝韧带、胃脾韧带、胃结肠韧带过于松弛等，均可导致下垂。

◎ 胃下垂患者的保健

1. 少食多餐

由于胃下垂患者消化功能减弱，过多的食物入胃，必然会滞留于胃面引起消化不良。所以，饮食调理的第一要求便是每次用餐量宜少，但次数可以增加。

2. 细嚼慢咽

胃下垂患者的胃壁张力减低，蠕动缓慢，如果狼吞虎咽那吃下去的食物就会填在胃中。另外，口腔对食物的咀嚼过程还会反射性刺激胃的蠕动，增强胃壁张力。所以，用餐速度要相对缓慢些，细嚼慢咽以利于消化吸收及增强胃蠕动和促进排空速度，缓解腹胀不适。

3. 食物细软

因此，平时所吃的食物应细软、清淡、易消化。主食应以软饭为佳，少吃生冷蔬菜。但应注意的是，鱼肉不可过熟，因为鱼肉在半生不熟时最嫩和易消化，对胃的负担最小。

4. 营养均衡

胃下垂患者大多体力和肌力都很弱，加之消化吸收不好，容易产生机体营养失衡，故较正常人更感到疲劳和精神不振。因此，患者要注意在少量多餐的基础上力求使膳食营养均衡，糖、脂肪、蛋白质三大营养物质比例适宜。

5. 减少刺激

刺激性强的食物如辣椒、姜、过量酒精、咖啡、可乐及浓茶等，可使胃下垂患者的反酸、烧心症状加重，影响病情改善，故而这些食物应尽量少吃少喝，有所限制。但少量饮些果酒和淡茶是有益的，有利于减缓胃下垂的发生与发展。

6. 防止便秘

胃下垂患者的胃肠蠕动往往都比较缓慢，若饮食不当或饮水不足则容易发生便秘，而便秘又会加重垂胃下垂程度，所以，患者应特别注意防止便秘。

7. 动静相宜

胃下垂患者积极参加体育锻炼，有助于防止胃下垂继续发展，还可因体力和肌力增强而增强胃张力、胃蠕动，改善症状。

8. 切勿暴饮暴食，宜少吃多餐

戒烟酒，禁肥甘、辛辣刺激之品，宜易消化、营养丰富的食品。不要参加重体力劳动和剧烈活动，特别是进食后。饭后散步，有助于该病的康复。

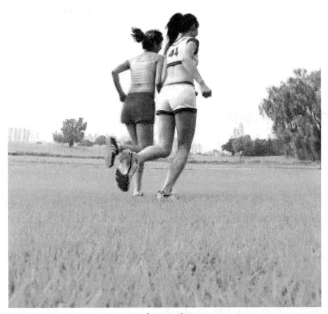

积极参加体育锻炼

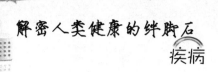

急性胃肠炎

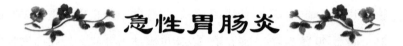

◎ 急性胃肠炎简介

急性胃肠炎是夏秋季的常见病、多发病。多由于细菌及病毒等感染所致。主要表现为上消化道病状及程度不等的腹泻和腹部不适，随后出现电解质和液体的丢失。本病属于中医"呕吐、腹痛、泻泄"等病症范畴。

◎ 急性肠胃炎的病因

急性胃肠炎是由于食进含有病原菌及其毒素的食物，或饮食不当，如过量的有刺激性的不易消化的食物而引起的胃肠道粘膜的急性炎症性改变。在我国以夏、秋两季发病率较高，无性别差异，一般潜伏期为12～36小时。

沙门氏菌属是引起急性胃肠炎的主要病原菌，其中以鼠伤寒沙门氏菌、肠炎沙门氏菌、猪霍乱沙门氏菌、鸡沙门氏菌、鸭沙门氏菌较为常见。

◎ 急性肠胃炎的预防

预防夏季急性胃肠炎除了注意饮食卫生勤洗手外，家庭用品消毒也很重要，餐具毛巾衣物固然要严格消毒，马桶、厕所、水龙头开关也要消毒，不能忽略，因为马桶在患者排便时很容易受到飞溅出带菌分泌物的污染，同时患者在便后洗手时也很容易污染水龙头开关。

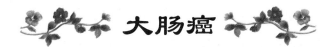

大肠癌

◎ 大肠癌简介

大肠癌为结肠癌和直肠癌的总称，大肠癌是指大肠粘膜上皮在环境或遗传等多种致癌因素作用下发生的恶性病变预后不良，死亡率较高。大肠癌是大肠粘膜上皮起源的恶性肿瘤，是最常见的消化道恶性

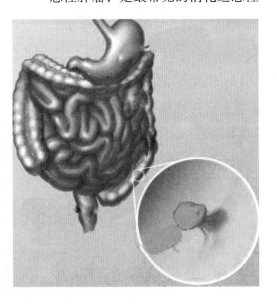

肿瘤之一。

男性大肠癌的发病率明显高于女性，约为1.6∶1。

发病率年龄方面资料，据国内统计，以40~50岁为多，年龄集中在45岁左右，40岁以下者全部病例的1/3左右，30岁以下者占10%左右。高发国家大肠癌高发年龄为60~70岁，30岁以下者占6%左右。我国大肠癌好发年龄比国外提早10~15岁，30岁以下者占11%~13%，这是我国大肠癌的一个主要特点。

◎ 大肠癌的病因

大肠癌和其他恶性肿瘤一样，病因尚未明确，可能和下列因素有关。

1. 环境因素

经研究证明，在各种环境因素中，以饮食因素最为重要，大肠癌的发病率与食物中的高脂肪消耗量有正相关系。另外，也可能与微量元素缺乏、生活习惯改变有关。

2. 遗传因素

国内外均有"大肠癌家庭性"的报道，大肠癌患者血亲中死于本病者比一般人明显增高。有些大肠腺瘤，如多发性家庭性腺瘤病，是一种常染色体显性遗传性疾病，家族中患病率可达50%，如不治疗，10岁以后均有患大肠癌的可能。最近有学者对肿瘤抑制基因与大肠癌发生关系进行研究发现：大肠癌的易感性与发病机制均与遗传因素有关。

3. 大肠腺瘤

根据各地的尸检材料研究发现，大肠腺瘤的发病情况与大肠癌颇为一致。有人统计，具有1个腺瘤的病人其大肠癌的发生率比无腺瘤者高5倍，多个腺瘤者比单个腺

瘤患者高出1倍。

4. 慢性大肠炎症

肠癌流行与血吸虫病的流行区域呈正相关系，一般认为，由于血吸虫而导致肠道的炎性改变，其中一部分会发生癌变。肠道的其他慢性炎症也有癌变的可能，如溃疡性结肠炎，约有3%～5%发生了癌变。

中医认为大肠癌发病与肠胃虚寒、饮食不节、外邪内侵等有关。

◎ 大肠癌的预防

预防是减少大肠癌发病率的有效措施。

1. 避免长期进食高脂食物，多进食富含纤维的食物，保持大便通畅。

2. 多食用新鲜蔬菜、水果、大蒜、茶叶等天然抑癌食品，适当补充维生素A、B_{12}、C、D、E和叶酸。

3. 积极防治癌前病变，对有肠

息肉，尤其是肠息肉家族遗传性患者，须及早予以切除；大力防治出血吸虫病及血吸虫肉芽肿。

4. 对有癌瘤遗传易感性和癌瘤家族史的人群应定期行癌前普查；近期有进行性消瘦及大便习惯改变

者，也应及早行有关检查，以期尽早发现。

5. 对早期肠癌手术后或放疗后患者，应定期复查，有条件者应长期坚持给予扶正抗癌中药巩固治疗，预防复发。

消化性溃疡

◎ 消化性溃疡简介

一般将胃溃疡和十二指肠溃疡总称为消化性溃疡，有时简称为溃疡。原本消化食物的胃酸（盐酸）

和胃蛋白酶（酶的一种）却消化了自身的胃壁和十二指肠壁，从而损伤黏膜组织，这是引发消化性溃疡的主要原因。

胃溃疡好发于中老年人，十二指肠溃疡则以中青年人为主。男性患消化性溃疡的比例高于女性。近年来，随着强效抑制胃酸分泌的H2受体阻断剂和胃黏膜保护剂等药物的开发，消化性溃疡的死亡率已经逐年降低了。

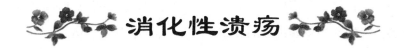

消化性溃疡

◎ **消化性溃疡的病因**

和胃溃疡相比，患十二指肠溃疡的人更多，约为胃溃疡患者的3倍。近年来，城市中患十二指肠溃疡的人数有所增加。与食用谷物等含糖物质相比，食用肉类时的胃酸分泌会增加。当胃酸过多的状态长期持续，积存在十二指肠球部（十二指肠的入口处）时，就容易损害黏膜导致十二指肠溃疡。

容易产生溃疡的部位主要可分为胃体部（上2/3）和幽门部（下1/3）两个部分，胃溃疡大多发生在幽门窦胃角部附近。随着年龄增

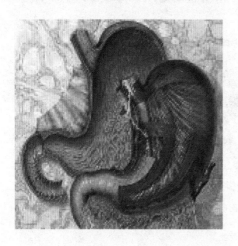

长，易发生溃疡的部位将逐渐移向胃体部上部的食管附近。十二指肠溃疡多半发生在靠近胃的十二指肠球部。

◎ **消化性溃疡的分类**

消化性溃疡可以分为如下几类：

1. 无症状型溃疡

无症状型溃疡指无明显症状的消化性溃疡患者，因其他疾病作胃镜或X线钡餐检查时偶然被发现；或当发生出血或穿孔等并发症时，甚至于尸体解剖时始被发现。这类消化性溃疡可见于任何年龄，但以老年人尤为多见。

2. 幽门管溃疡

幽门管溃疡较为少见，常伴胃酸分泌过高。其主要表现有：①餐后立即出现中上腹疼痛，其程度较为剧烈而无节律性，并可使病人惧食，制酸药物可使腹痛缓解；②好发呕吐，呕吐后疼痛随即缓解。腹痛、呕吐和饮食减

少可导致体重减轻。此类消化性溃疡内科治疗的效果较差。

3. 球后溃疡

球后溃疡约占消化性溃疡的5%，溃疡多位于十二指肠乳头的近端。球后溃疡的夜间腹痛和背部放射性疼痛更为多见，并发大量出血者亦多见，内科治疗效果较差。

4. 复合性溃疡

复合性溃疡指胃与十二指肠同时存在溃疡，多数是十二指肠的发生在先，胃溃疡发生在后。本病约占消化性溃疡的7%，多见于男性。其临床症状并无特异性，但幽门狭窄的发生率较高，出血的发生率高达30%～50%，出血多来自胃溃疡。本病病情较顽固，并发症发生率高。

5. 巨型溃疡

巨型胃溃疡指X线胃钡餐检查测量溃疡的直径超过2.5厘米者，并非都属于恶性。疼痛常不典型，往往不能为抗酸药所完全缓解。呕吐与体重减轻明显，并可发生致命

性出血。有时可在腹部触到纤维组织形成的硬块。长病程的巨型胃溃疡往往需要外科手术治疗。

巨型十二指肠溃疡系指直径在2厘米以上者，多数位于球部，也可位于球后。球部后壁溃疡的周围常有炎性团块，且可侵入胰腺。疼痛剧烈而顽固，常放射到背部或右上腹部。呕吐与体重减轻明显，出血、穿孔和梗阻常见，也可同时发生出血和穿孔。有并发症的巨型十二指肠溃疡以手术治疗为主。

6. 食管溃疡

食管溃疡其发生也是和酸性胃液接触的结果。溃疡多发生于食管下段，多为单发，约10%为多发。溃疡大小自数毫米到相当大。本病多发生于返流性食管炎和滑动性食管裂孔疝伴有贲门食管返流的病人。溃疡可发生在鳞状上皮，也可发生在柱状上皮。食管溃疡还可发生于食管胃吻合术或食管腔吻合术以后，它是胆汁和胰腺分泌物返流的结果。

7. 难治性溃疡

难治性溃疡的产生可能与下列因素有关：

（1）穿透性溃疡、幽门梗阻等并发症存在；

（2）特殊部位的溃疡（如球后、幽门管等）内科治疗效果较差；

（3）病因未去除（如焦虑、紧张等精神因素）以及饮食不节、治疗不当等；

（4）引起难治性溃疡的疾病，如胃酸高分泌状态（如胃泌素瘤、甲状旁腺功能亢进症等）。

8. 应激性溃疡

应激性溃疡指在严重烧伤、颅

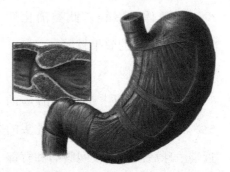

幽门管溃疡

脑外伤、脑肿瘤、颅内神经外科手术和其他中枢神经系统疾病、严重外伤和大手术、严重的急性或慢性内科疾病（如脓毒病、肺功能不全）等致成应激的情况下在胃和十二指肠产生的急性溃疡。

严重烧伤引起的急性应激性溃疡又称为Cushing溃疡；颅脑外伤、脑肿瘤或颅内神经外科手术引起的溃疡亦称为Cushing溃疡。应激性溃疡的发病率近年来有增加的趋势。

◎ **消化性溃疡的预防**

消化性溃疡的形成和发展与胃液中的胃酸和胃蛋白酶的消化

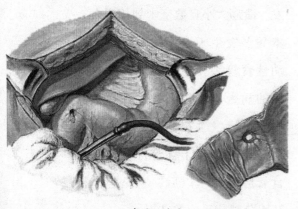

穿透性溃疡

作用有关，故切忌空腹上班和空腹就寝。

在短时间内（2～4周）使溃疡愈合到疤痕期并不困难，而关键是防止溃疡复发。溃疡反复发作危害更大。

戒除不良生活习惯，减少烟、酒、辛辣、浓茶、咖啡及某些药物的刺激，对溃疡的愈合及预防复发有重要意义。

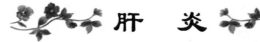

肝　炎

◎ 肝炎简介

肝炎是肝脏的炎症。肝炎的原因可能不同，最常见的是病毒造成的，此外还有自身免疫造成的。酗酒也可以导致肝炎。肝炎分急性和慢性肝炎。5月19日是世界肝炎日。

◎ 肝炎的分类

1.病毒性肝炎

由病毒造成的肝炎按照其病毒系列不同分为甲、乙、丙、丁、戊和庚共六种类型型病毒性肝炎。能引起肝脏细胞肿胀，是世界上流传广泛、危害很大的传染病之一。

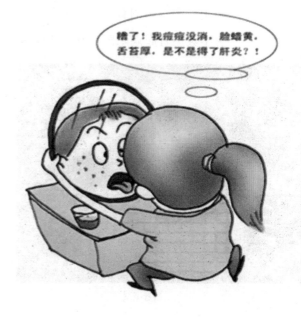

病毒性肝炎还有丙型肝炎、丁型肝炎、戊型肝炎和庚型肝炎。过去被定为己型肝炎病毒的病毒现在被确定为乙型肝炎病毒的一个属型，因此己型肝炎不存在。

在病毒肝炎的疫苗，A型、B型、D型的疫苗已研发成功；C型、E型、F型的目前无疫苗。

乙型病毒性肝炎（简称乙型肝炎）是由乙型肝炎病毒（简称乙肝病毒）引起的肝脏炎性损害，本病遍及全球，临床表现为乏力、食欲减退、恶心、呕吐、厌油、腹泻及腹胀，部分病例有发热、黄疸，约有半数患者起病隐匿，在检查中发现。乙肝病毒感染人体后，广泛存在于血液、唾液、阴道分泌物、乳汁、精液等处，主要通过血液、性接触、密切接触等传播，所以乙肝发病具有家族性。

但并不是每个感染病毒的人都会成为乙肝患者，这与患者感染的病毒数量、毒力和感染方式等因素密切相关，每个人的身体素质、免疫反应状态，也在乙肝病情和病程的转归上起着重要作用。所以患者感染乙肝病毒后可能出现下面结果：不发病且产生保护性乙肝表面抗体、长期慢性无症状带毒者、轻度慢性肝炎、重型肝炎。

家中有乙肝患者注意：乙肝病毒感染在社会上有家族聚集的倾向，家庭内的传播危险性与接触时间、密切程度、社会风俗、生活习惯甚至文化教养程度有关。

由于乙肝病毒可以通过血液、尿液、汗液、唾液、精液和乳汁等污染周围环境，传染健康人，因此在家庭中应尽量避免并阻断上述传

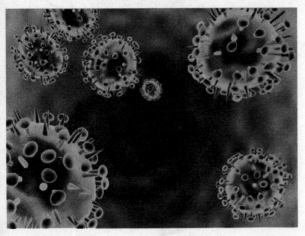

乙肝病毒

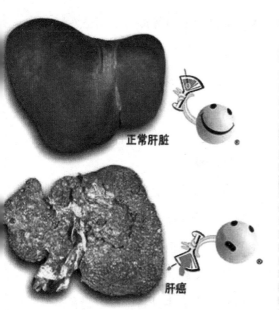

正常肝脏

肝癌

播途径，注意对上述分泌物进行适当消毒和隔离。其实最积极主动的办法，也是最有效的预防办法是给尚未感染乙肝病毒的家庭成员注射全程的乙肝疫苗，使其产生对乙肝的抵抗力，这时即便接触到乙肝病毒也不会被传染了。

（1）接种乙肝疫苗：这是预防乙型肝炎最有效的措施。凡是没有感染过乙肝病毒的人，尤其是家中或周围密切接触的人中有乙肝病人或乙肝病毒携带者，以及集体生活的学生和从事饮食服务、幼儿保育、医务等重点人群均应接种乙肝疫苗。

（2）防止血源传播：不输入未经严格检验血液和血制品；不去街头拔牙、耳垂穿孔、纹身等。医生、护士打针要一人一管一消毒。

（3）防止性传播。采用适当的防护措施。

（4）防止生活接触传播：最好在集体聚餐实行分餐制，不要与他人共用牙刷、剃须刀、水杯等。平时注意个人卫生。养成良好的生活习惯。

2. 酒精性肝炎

酒精性肝炎早期可无明显症状，但肝脏已有病理改变，发病前往往有短期内大量饮酒史，有明显体重减轻，食欲不振、恶心、呕吐，全身倦怠乏力，发热，腹痛及腹泻，上消化道出血及精神症状。体征有黄疸、肝肿大和压痛，同时有脾肿大，面色发灰，腹水浮肿及蜘蛛痣，食管静脉曲张。

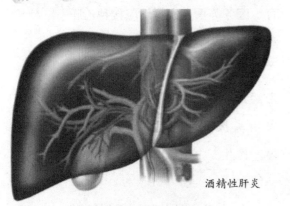

酒精性肝炎

3. 自身免疫性肝炎

自身免疫性肝炎比较少见，多与其他自身免疫性疾病相伴，是近年来新确定的疾病之一。该病在欧美国家有较高的发病率，如该病在美国占慢性肝病的10%～15%，我国目前对于该病的报道也日渐增多，有必要提高对本病的认识。自身免疫性肝炎是由于自身免疫所引起的一组慢性肝炎综合征，由于其表现与病毒性肝炎极为相似，常与病毒性肝炎混淆，但两者的治疗迥然不同。

自身免疫性肝炎多呈缓慢发病，约占70%，少数可呈急性发病，约占30%。病人常表现为乏力、黄疸、肝脾肿大、皮肤瘙痒和体重下降不明显等症状。病情发展至肝硬化后，可出现腹水、肝性脑病、食管静脉曲张出血。自身免疫性肝炎病人还常伴有肝外系统免疫性疾病，最常见的为甲状腺炎、溃疡性结肠炎等。

肝功能检测血清胆红素、谷草转氨酶、谷丙转氨酶、碱性磷酸酶均可升高，血清白蛋白、胆固醇酯降低，反映了自身免疫性肝炎以肝细胞损害为主的特征。自身免疫性肝炎的治疗原则主要是抑制异常

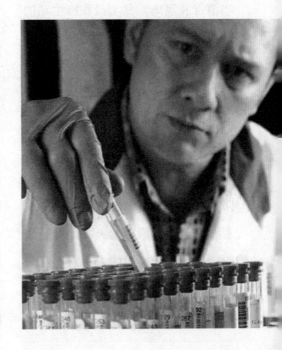

的自身免疫反应，治疗指征主要根据炎症活动程度，而非肝功能受损程度。如若病人出现症状明显，病情进展快或γ球蛋白≥正常值的2倍，以及谷草转氨酶≥正常值5倍、谷丙转氨酶≥正常值10倍等情况时，可考虑使用皮质类固醇治疗。经使用免疫抑制剂治疗后，65%的病人可获得临床、生化和组织学缓解。有肝硬化和无肝硬化病人10年生存率分别为89%和90%，因此，有必要严格规范用药。

4. 非酒精性脂肪性肝炎

非酒精性脂肪性肝炎的肝脏解剖形象与酒精性肝炎非常相似（脂肪滴、发炎的细胞），但是这些病人肯定没有酗酒的历史。肥胖症或新陈代谢病妇女患非酒精性脂肪性肝炎的可能性比男士高。患肥胖症的病人中有80%的人也患脂肪性肝病。这些病人的肝脏解剖可以看到肝脏里到处都有脂肪滴，但是没有发炎的迹象。

诊断方法有病史、监察、验血、透视，偶尔肝脏生检。第一步诊断的手段一般是透视，比如使用超声波、X射线断层成像或核磁共振成像。不过这些手段无法确定肝脏是否发炎。因此要区分脂肪性肝病和非酒精性脂肪性肝炎最终只有通过肝脏生检。假如病人过去曾经酗酒的话，则区分非酒精性脂肪性肝炎和酒精性肝炎也不容易。在这种情况下往往要验血酒精、肝值，以及进行肝脏生检。

继丙型肝炎后非酒精性脂肪性肝炎是肝硬化的第二大成因。

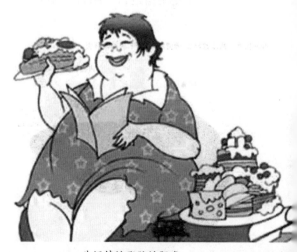

非酒精性脂肪性肝炎

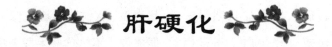

肝硬化

◎ 肝硬化简介

肝硬化是一种常见的慢性肝病，可由一种或多种原因引起肝脏损害，肝脏呈进行性、弥漫性、纤维性病变。具体表现为肝细胞弥漫性变性坏死，继而出现纤维组织增生和肝细胞结节状再生，这三种改变反复交错进行，结果肝小叶结构

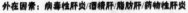

外在因素：病毒性肝炎/酒精肝/脂肪肝/药物性肝炎

内在因素：免疫性肝炎

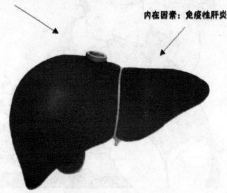

和血液循环途径逐渐被改建，使肝变形、变硬而导致肝硬化。该病早期无明显症状，后期则出现一系列不同程度的门静脉高压和肝功能障碍，直至出现上消化道出血、肝性脑病等并发症死亡。

◎ 肝硬化的病因

引起肝硬化的病因有很多，不同地区的主要病因也不相同。欧美以酒精性肝硬化为主，我国以肝炎病毒性肝硬化多见，其次为血吸虫病肝纤维化，酒精性肝硬化也逐年增加。研究证实，两种病因先后或同时作用于肝脏，更易产生肝硬化。如血吸虫病或长期大量饮酒者合并乙型病毒性肝炎等。

◎ 肝硬化的分类

1. 肝炎后肝硬化

肝炎后肝硬化是指病毒性肝炎发展至后期形成肝硬化。现已知肝炎病毒有甲、乙、丙、丁、戊等类型。近年研究认为甲型肝炎及戊型肝炎无慢性者，除急性重症外，不形成肝硬化。乙、丙型肝炎容易转成慢性即慢性活动性肝炎和肝硬化。

2. 酒精性肝硬化

西方国家酒精性肝硬化发病率较高，由酗酒引起。近年我国酒的

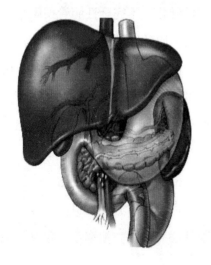

消耗量增加，脂肪肝及酒精性肝硬化的发生率也有所增高。据统计肝硬化的发生与饮酒量和时间长短成正比。每天饮含酒精80克的酒即可引起血清谷丙转氨酶升高，持续大量饮酒数周至数月多数可发生脂肪肝或酒精性肝炎。若持续大量饮酒达15年以上，75%可发生肝硬化。

3. 寄生虫性肝硬化

如血吸虫或肝吸虫等虫体在门脉系统寄居，虫卵随门脉血流沉积于肝内，引起门静脉小分支栓塞。虫卵大于肝小叶门静脉输入分支的直径，故栓塞在汇管区引起炎症、肉芽肿和纤维组织增生，使汇管区扩大，破坏肝小叶界板，累及小叶边缘的肝细胞。肝细胞再生结节不明显，可能与虫卵堵塞门静脉小分支，肝细胞营养不足有关。因门静脉受阻，门脉高压症明显，有显著的食管静脉曲张和脾大。成虫引起细胞免疫反应和分泌毒素，是肝内肉芽肿形成的原因。虫卵引起体液免疫反应，产生抗原-抗体复合

物，可能是肝内门脉分支及其周围发生炎症和纤维化的原因。寄生虫性肝硬化在形态学上属再生结节不显著性肝硬化。

4. 中毒性肝硬化

化学物质对肝脏的损害可分两类：一类是对肝脏的直接毒物，如四氯化碳、甲氨蝶呤等；另一类是肝脏的间接毒物，此类毒物与药量无关，对特异素质的病人先引起过敏反应，然后引起肝脏损害。其病变与肝炎后肝硬化相似。四氯化碳为肝脏的直接毒物，对肝脏的损害与药量的大小成正比关系，引起肝脏弥漫性的脂肪浸润和小叶中心坏死。四氯化碳本身不是毒性物质，经过药物代谢酶的作用，引起肝细胞生物膜的脂质过氧化及肝细胞损害。由于对肝细胞内微细结构的破坏、药物代谢酶减少又降低了对四氯化碳的代谢，从而减弱了对肝脏的继续损害。病人在恢复之后，肝功能多能恢复正常。仅在反复或长期暴露在四氯化碳中才偶有发生大

结节性肝硬化。

5. 胆汁性肝硬化

原发性胆汁性肝硬化的原因和发病机制尚不清楚，可能与自身免疫有关。继发性胆汁性肝硬化是各种原因的胆管梗阻引起，包括结石、肿瘤、良性狭窄及各种原因的外压和先天、后天的胆管闭塞。多为良性疾病引起。因为恶性肿瘤多在病人发生肝硬化之前死亡。

胆管梗阻形成肝硬化的原理可能是由于肝内血管受到扩大胆管的压迫及胆汁外渗，使肝细胞发生缺血坏死。纤维组织向胆管伸展包围小叶，并散布于肝细胞间，最后形成肝硬化。不完全性胆管梗阻很少发展为胆汁性肝硬化。

已知胆管感染不是形成肝硬化的必需条件。无感染的完全性胆管梗阻发展为胆汁性肝硬化者更为多见。

6. 循环障碍性肝硬化

由于各种心脏病引起的慢性充血性心力衰竭、缩窄性心包炎等使

肝脏长期处于淤血和缺氧状态，最终形成肝硬化。

心功能不全时，由于心脏搏血量减少，肝内血液灌注下降，肝小叶边缘部位血含氧量较高，流向肝小叶中心时，氧含量进行性减低。心功能不全同时又存在中心静脉压增高，中心静脉及其周围肝窦扩张、淤血、压迫肝细胞，肝细胞变性、萎缩甚至出血坏死。缺氧及坏死均可刺激胶原增生、发生纤维化，甚至发生中心静脉硬化纤维化，逐渐由中心向周围扩展，相邻小叶的纤维素彼此联结，即中心至中心的纤维隔。而汇管区相对受侵犯较少。这是循环障碍性肝硬化的特点。后期由于门脉纤维化继续进展，肝实质坏死后不断再生以及胆管再生则最后失去淤血性肝硬化特点。此型肝硬化在病理形态上呈小结节性或不完全分隔性肝硬化。

7.营养不良性肝硬化

长期以来认为营养不良可以引起肝硬化。但一直缺乏直接证据。动物实验予缺少蛋白质、胆碱和维生素的饮食可以造成肝硬化的改变，但病变是可逆的，且缺少肝硬化病人常有血管方面的继发性变化。仅儿童偶尔肝脏有弥漫性纤维增生，像似肝硬化，当给以富有蛋白质的饮食后，病变可以逆转而肝脏恢复正常，只在某些病例可有轻度纤维增生。所以至今营养不良能否直接引起肝硬化还不能肯定。多数认为营养失调降低了肝脏对其他致病因素的抵抗力，如慢性特异性或非特异性肠炎除引起消化、吸收和营养不良外，病原体在肠内产生的毒素经门静脉入肝，肝脏不能将其清除，而导致肝细胞变性坏死形成肝硬化。

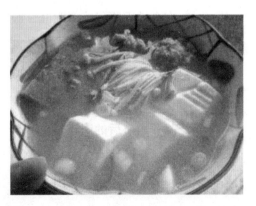

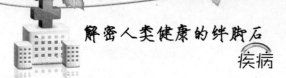

◎ 肝硬化患者饮食禁忌

肝硬化病人在日常调养和进补时，应该留心注意并有所选择。

1. 避免进食高蛋白饮食，不要使人体肠道内的产氨骤增。

2. 尽量避免使用镇静安眠类的药物，避免由此直接引发的肝昏迷。

3. 可进食香蕉等水果，保持大便通畅，每日1～2次，始终保持肠道内产氨的及时清除。

4. 适当补充维生素和益生菌，如维生素C、维生素B$_2$、维生素K和嗜酸乳杆菌等，稳定机体内环境。

5. 在食欲下降，或者呕吐、腹泻时，要及时补钾，如饮用鲜黄瓜汁、苹果汁等，避免发生低钾性碱中毒而导致肝性脑病。

6. 除非出血后的明显贫血，否则一般肝硬化患者避免服用含有铁制剂的营养品或矿物质，因为铁剂具有加重肝脏硬化的作用。

7. 特别是不要大量进食动物蛋白。除了产氨增多以外，动物蛋白的代谢产物含有较多的芳香氨基酸，这类氨基酸可以在肝硬化时抑制脑神经传导而诱发肝昏迷。

8. 肝硬化患者以少量食用植物蛋白为宜。因为植物蛋白中的芳香氨基酸较少，支链氨基酸却较多，而支链氨基酸可以拮抗部分毒性物质对脑神经功能的阻断。

9. 已有食管静脉曲张者，平时食物应做得细烂些，避免食用过于粗糙的食物，严禁食用坚硬带刺类的食物，如带刺的鱼肉、带骨的鸡肉以及坚果等，以防刮伤曲张的食道静脉或胃底静脉，导致上消化道大出血。

10. 可喝酸奶，以促进消化。

11. 忌酒。长期饮酒可导致酒精性胃炎甚至酒精性肝硬化。饮酒还会引起上腹不适，食欲减退和蛋白质与B族维生素缺乏。另外酒精对肝细胞有直接毒性作用。

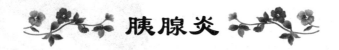

胰腺炎

◎ 胰腺炎简介

胰腺炎是胰腺因胰蛋白酶的自身消化作用而引起的疾病。胰腺有水肿、充血，或出血、坏死。临床上出现腹痛、腹胀、恶心、呕吐、发热等症状。化验血和尿中淀粉酶含量升高等。可分为急性及慢性两种。

胰腺是人体第二大消化腺体，是消化作用最强的器官。它所分泌的胰液是人体最重要的消化液。在正常情况下，胰液在其腺体组织中含有不活动即无活性的胰酶原。

◎ 胰腺炎的病因

胰液沿胰腺管道不断地经胆总管奥狄氏括约肌流入十二指肠，由于十二指肠内有胆汁存在，加上十二指肠壁粘膜分泌一种肠激酶，在二者的作用下，胰酶原开始转变成活性很强的消化酶。如果流出道受阻，排泄不畅，即可引起胰腺炎。

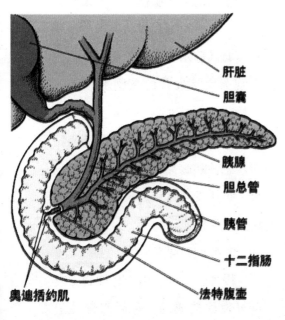

肝脏
胆囊
胰腺
胆总管
胰管
十二指肠
法特腹壶
奥迪括约肌

在正常情况下，胰管和胆管虽然都经过一条通道流入十二指肠，但由于胰管内的压力高于胆管内的压力，胆汁不会反流入胰管内。只有当奥狄氏括约肌痉挛或胆管内压力升高，如结石、肿瘤阻塞，胆汁才会反流入胰管并进入胰腺组织，此时，胆汁内所含的卵磷脂被胰液内所含的卵磷脂酶A分解为溶血卵磷脂，可对胰腺产生毒害作用。或者胆道感染时，细菌可释放出激酶将胰酶激活，同样可变成能损害和溶解胰腺组织的活性物质。这些物质将胰液中所含的胰酶原转化成胰蛋白酶，此酶消化活性强，渗透入胰腺组织引起自身消化，亦可引起胰腺炎。

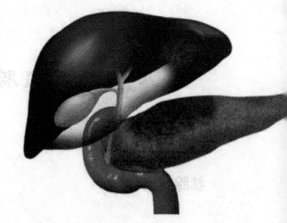

急性胰腺炎

胰腺中的消化酶发生自身消化的急性化学性炎症。

胰腺分泌消化糖、蛋白质、脂肪的消化酶。胰腺位于左上腹部，胃的后方，呈细长带状形。急性胰腺炎时胰腺水肿或坏死出血，临床表现为突然发作的急剧上腹痛，向后背放射、恶心、呕吐、发烧、血压降低，血、尿淀粉酶升高为特点。急性胰腺炎坏死出血型病情危重，很快发生休克、腹膜炎，部分病人发生猝死。

◎ 胰腺炎的分类

胰腺炎分为两类：

1. 急性胰腺炎

急性胰腺炎是临床上常见的引发急性腹痛的病症（急腹症），是

2. 慢性胰腺炎

慢性胰腺炎是由于急性胰腺炎反复发作造成的一种胰腺慢性进

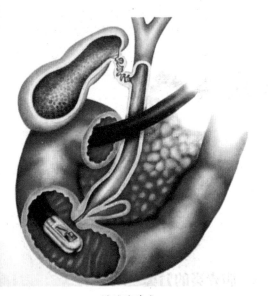

慢性胰腺炎

行性破坏的疾病。有的病例急性期不明显，症状隐匿，发现时即属慢性。临床上常伴有胆道系统疾患，患者有上腹痛、脂性泻，有时并发糖尿病。慢性酒精中毒时也常引起本病。

◎ 胰腺炎的预防

饮酒欢宴，这是庆祝佳节的传统习惯。这时要注意饮食的适度，切忌暴饮暴食。暴饮暴食特别容易引起胰腺炎、胆囊炎之类疾病的发作。这里着重说说胰腺炎患者的饮食。

胰腺炎重在预防。胰腺炎也是可以预防的。无论是初次的急性发作，还是慢性胰腺炎的急性发作，均应该可以预防。预防的主要环节就在于注意饮食。

不能酗酒，饮酒要适量。不能吃得太饱，不能吃得太油腻，特别在晚上更要注意。已有慢性胰腺炎的人，当然更不能这样。而且，即使在平时也要少食多餐。每天吃4～6顿，每餐的量减少，戒油腻，戒烟酒。

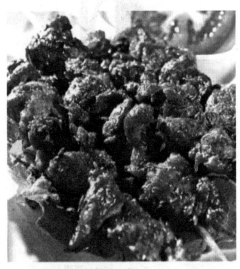

油腻性食品

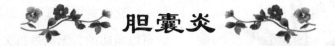

胆囊炎

◎ 胆囊炎简介

胆囊炎是细菌性感染或化学性刺激（胆汁成分改变）引起的胆囊炎性病变，为胆囊的常见病。在腹部外科中其发病率仅次于阑尾炎，

本病多见于35～55岁的中年人，女性发病较男性为多，尤多见于肥胖且多次妊娠的妇女。

◎ 胆囊炎的分类

胆囊炎分为两大类：

1. 急性胆囊炎

急性胆囊炎的症状，主要有右上腹疼、恶心、呕吐和发热等。急性胆囊炎会引起右上腹疼痛，一开始疼痛与胆绞痛非常相似，但急性胆囊炎引起的腹痛其持续的时间往往较长，作呼吸和改变体位常常能使疼痛加重，因此病人多喜欢向右侧静卧，以减轻腹疼。有些病人会出现恶心和呕吐，但呕吐一般并不剧烈。大多数病人还伴有发热，体温通常在38.0℃～38.5℃之间，

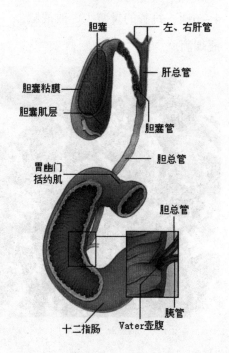

胆囊　　　　　左、右肝管

肝总管

胆囊粘膜

胆囊肌层

胆囊管

胃幽门括约肌

胆总管

胆总管

胰管

十二指肠　　Vater壶腹

高热和寒战并不多见。少数病人还有眼白和皮肤轻度发黄。当医生检查病人的腹部时，可以发现右上腹部有压痛，并有腹肌紧张，大约在1/3的病人中还能摸到肿大的胆囊。化验病人的血液，会发现多数人血中的白细胞计数及中性白细胞增多。B超检查可发现胆囊肿大、囊壁增厚，并可见结石堵在胆囊的颈部。根据以上的症状、体格检查和各种辅助检查，医生一般能及时作出急性胆囊炎的诊断。

2. 慢性胆囊炎

慢性胆囊炎是最常见的一种胆囊疾病，病人一般同时有胆结石，但无结石的慢性胆囊炎病人在我国也不少见。慢性胆囊炎有时可为急性胆囊炎的后遗症，但大多数病人过去并没有患过急性胆囊炎，由于胆囊长期发炎，胆囊壁会发生纤维增厚，疤痕收缩，造成胆囊萎缩，囊腔可完全闭合，导致胆囊功能减退，甚至完全丧失功能。

慢性胆囊炎的临床表现多不典型，也不明显。平时可能经常有右上腹部隐痛、腹胀、嗳气、恶心和厌食油腻食物等消化不良症状，有的病人则感右肩胛下、右季肋或右腰等处隐痛。在站立、运动及冷水浴后更为明显。病人右上腹肋缘下有轻度压痛，或压之有不适感。

◎ **胆囊炎的预防**

预防胆囊炎的方法主要有以下几点：

（1）有规律的进食（一日三餐）是预防结石的最好方法。

（2）适度营养并适当限制饮食中脂肪和胆固醇的含量。

（3）保证摄入足够量的蛋白质。

（4）讲究卫生，防止肠道蛔虫的感染。

（5）积极治疗肠蛔虫症和胆道蛔虫症。

（6）保持胆囊的收缩功能，防止胆汁长期淤滞。

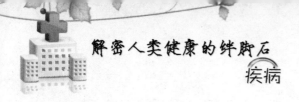
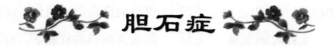

胆石症

◎ 胆石症简介

胆石症是由胆管或胆囊产生胆石而引起剧烈的腹痛、黄疸、发烧等症状的一种疾病，称为"胆石症"。胆石症是最常见的胆道疾病。

我国的一种常见病，近年来有逐年升高的趋势。按结石所含的成分，分为三类：胆固醇结石、胆色素结石、混合型结石，其中以胆固醇结石最为多见。按发生的部位来分，可分为胆囊结石、肝外胆管结石和肝内胆管结石，其中胆囊结石占全部结石的50%左右。

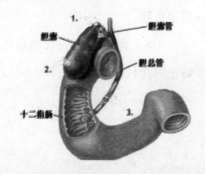

◎ 胆石症的病因

作为结石形成的一般规律，它们具有胆汁成分的析出、沉淀、成核及积聚增长等基本过程。其发病机理包括几种要素，首先，胆汁中的胆固醇或钙必须过饱和；其次，溶质必须从溶液中成核并呈固体结晶状而沉淀；第三，结晶体必须聚集和融合以形成结石，结晶物在遍布于胆囊壁的粘液，凝胶里增长和集结，胆囊排空受损害有利于胆结石形成。

胆固醇结石的形成，主要是由于肝细胞合成的胆汁中胆固醇处于过饱和状态，以及胆汁中的蛋白质促胆固醇晶体成核作用，另外的因素则应归因于胆囊运动功能损害，它们共同作用，致使胆汁淤滞，促发胆石形成。此外，目前还有一些研究显示，胆囊前列腺素合成的变化和胆汁中钙离子浓度的过高也可能促发胆石形成。

◎ 胆石症的分类

（1）胆固醇结石：结石的主要成分为胆固醇多呈椭圆形（单发者）或多面形（多发者），表面平滑或稍呈结节状黄色或黄白色，质轻软，剖面呈放射状线纹，X线平片上不显影此种结石多在胆囊内，常为单个，体积较大，直径可达数厘米。此类结石在我国较欧美为少，其发生率大约不超过胆石症的20%。

（2）胆色素性结石：结石成分以胆红素钙为主，可含少量胆固醇。多为泥沙样，质软而脆，有的如泥团状，有的如沙粒为棕黑或棕红色，大小不等。因含钙少，X射线平片上多不显影。砂粒状者大小为1～10毫米，常为多个，多在肝内、外胆管中。

（3）混合性结石：由胆固醇、胆色素和钙盐等2种以上主要成分间隔而成。外形不一，为多面形颗粒表面光滑，边缘钝圆，呈深绿或棕色，切面呈环层状或像树干年轮或呈放射状因含钙质较多，在X射线平片上有时显影（即称阳性结石）。多在胆囊内，亦可见于较大胆管中大小、数目不等，常为多个，一般20～30个。以胆红素为主的混合性胆石在我国最多见，约占全部胆石症病例的90%以上。

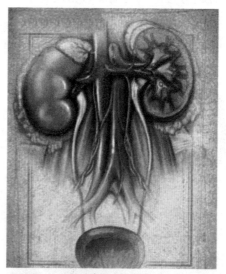

阳性结石

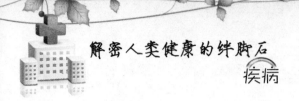
阑尾炎

◎ 阑尾炎简介

阑尾又称蚓突，是细长弯曲的盲管，在腹部的右下方，位于盲肠与回肠之间，它的根部连于盲肠的后内侧壁，远端游离并闭锁，活动范围位置因人而异，变化很大，受系膜等的影响，阑尾可伸向腹腔的任何方位。阑尾尖端可指向各个方向，一般以盲肠后位最多，其次为盆位。阑尾的长度平均7～9厘米，也可变动于2～20厘米之间，上端开口于盲肠，开口处也有不太明显的半月形粘膜皱襞。阑尾外径介于0.5～1.0厘米，管腔的内径狭小，静止时仅有0.2厘米。

阑尾的根部，其位置较恒定，2条结肠带向下，都延伸到阑尾根部，作为寻找阑尾的标志。在阑尾的系膜内有阑尾动、静脉，其根部处于三条结肠带集中的部位。阑尾根部在体表的投影，一般在右髂前上棘到脐连线的外1/3处，此处称阑尾点，又叫麦氏点，阑尾炎时，此处常有明显压痛。

一般情况下，儿童的阑尾与其身高相比，相对较成人为长；成年女性之阑尾大于男性，而小儿则男性大于女性；中年以后逐渐萎缩变小。

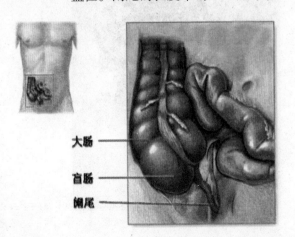

大肠
盲肠
阑尾

◎ 阑尾炎的病因

阑尾一端与盲肠相通，长约6~8厘米，管腔狭小，仅0.5厘米左右。阑尾壁有丰富的淋巴组织，这就构成阑尾极易发炎的解剖基础。这种解剖特点，也容易使阑尾发生梗阻，约70%的病人可发现阑尾腔有不同原因的梗阻，诸如粪块、粪石（即长时间停留的粪块与阑尾分泌物混合凝聚，并可有钙质等矿物质沉积而成）、食物残块、阑尾本身扭曲及寄生虫（如蛔虫和蛲虫）等都可造成阑尾梗阻。急性

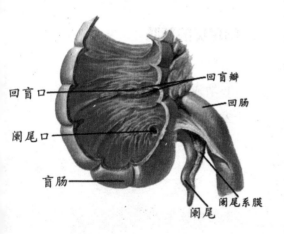

回盲瓣
回肠
回盲口
阑尾口
盲肠
阑尾系膜
阑尾

阑尾炎的炎症消退后，可以在阑尾形成瘢痕性狭窄，容易导致炎症反复发作。由于阑尾壁存在丰富的淋巴组织，炎性反应严重，更促使梗阻的发生。阑尾腔内平时有大量肠道细菌存在，当有梗阻时，梗阻远端的腔内压力升高，阑尾壁的血循环受到影响，粘膜的损害为细菌侵入造成条件，有时阑尾腔内的粪块、食物残块、寄生虫、异物等虽然并未造成梗阻，但能使阑尾粘膜受到机械性损伤，也便于细菌侵入。此外胃肠道功能紊乱也可使阑尾壁内的肌肉发生痉挛，影响阑尾的排空甚至影响阑尾壁的血循环，这也是发炎的原因。细菌可经血循环侵入阑尾引起发炎，属于血源性感染。

◎ 阑尾炎的分类

以下三种特殊人群的阑尾炎应特别予以重视：

1. 小儿急性阑尾炎：小儿急

性阑尾炎发展快，病情重，穿孔率高，并发症多。一岁以内婴儿的急性阑尾炎几乎100%发生穿孔，两岁以内为70%～80%，五岁时为50%。小儿急性阑尾炎死亡率为2%～3%，较成年人高10倍。而且，小儿检查时常不合作，腹部是否有压痛的范围，程度都不易确定。确诊后应立即手术切除阑尾，加强术前准备和术后的综合治疗，以减少并发症。

2. 老年急性阑尾炎：随着我国人口的老龄化，60岁以上老年人急性阑尾炎的发病数有所增加。老年人常患有各种主要脏器疾病如冠心病等，急性阑尾炎的死亡率较高，而且随年龄的增高而增高。老年人抵抗力低，阑尾壁薄，血管硬化，大约1/3的病人就诊时阑尾已穿孔。另外，老年人反应能力低，腹部压痛不明显，临床表现不典型，由于腹肌已萎缩，即使阑尾炎已穿孔，腹部压痛也不明显，很容易误诊。

3. 妊娠期急性阑尾炎：由于孕妇生理方面的变化，一旦发生阑尾炎，其危险性较一般成人大。据统计，妊娠期急性阑尾炎的死亡率为2%，比一般人高10倍，胎儿的死亡率约为20%。

妊娠期急性阑尾炎的治疗，原则上首先应从孕妇安全出发，妊娠三个月内发病者，治疗原则与非妊娠期患者相同，急诊切除阑尾最佳；妊娠中期的急性阑尾炎，症状严重者仍以手术治疗为好；妊娠晚期阑尾炎，约50%孕妇可能早产，胎儿的死亡率较高，手术时应尽量减少对子宫的刺激。

◎ 阑尾炎的预防

1. 增强体质，讲究卫生。
2. 注意不要受凉和饮食不节。
3. 及时治疗便秘及肠道寄生虫。

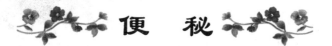

便 秘

◎ 便秘简介

便秘是多种疾病的一种症状，而不是一种病。对不同的病人来说，便秘有不同的含义。常见症状是排便次数明显减少，每2～3天或更长时间一次，无规律，粪质干硬，常伴有排便困难感的病理现象。

由于正常的排便习惯差异很大，摄食种类及习惯、生活习惯、环境因素、精神状态等都可以影响排便习惯。所以，迄今为止，还很难给便秘下一个确切的定义。

便秘在程度上有轻有重，在时间上可以是暂时的，也可以是长久的。由于引起便秘的原因很多，也很复杂，因此，一旦发生便秘，尤其是比较严重的，持续时间较长的便秘，这样的患者应及时到医院检查，查找引起便秘的原因，以免延误原发病的诊治，并能及时、正确、有效地解决便秘的痛苦，切勿滥用泻药。

◎ 便秘的病因

便秘的原因常不是单一的，直

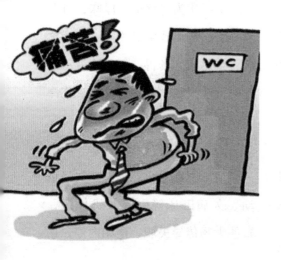

接发病的原因可分为两种，即结肠运动迟缓或痉挛引起的结肠性便秘和直肠反射迟钝引起的直肠性便秘，又称排便困难。还有人将便秘分为紧张力减退性和紧张力亢进性便秘两种类型。具体可归纳为如下几种原因：

（1）由于不良的饮食习惯，使食物的机械性或化学性刺激不足，或因摄入的食物过少、过细，尤其是缺少遗留大量沉渣的食物，使肠道刺激减少，反射性蠕动减弱而造成便秘。

（2）生活习惯改变、排便姿式不当、经常服用强泻剂及灌肠等，均可造成直肠反射敏感性下降，以致虽有粪便进入，而不足以引起有效的神经冲动，使排便反射不能产生而引起便秘。

（3）精神抑郁或过于激动，使条件反射发生障碍而引起便秘。

（4）不良的生活习惯、睡眠不足、持续高度的精神紧张状态等，也可造成结肠的蠕动失常和痉

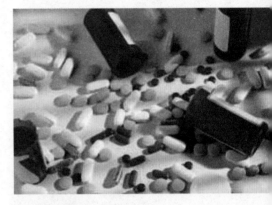

挛性收缩而引起便秘。

◎ **便秘的分类**

中医认为，便秘主要由燥热内结、气机郁滞、津液不足和脾肾虚寒所引起。

1. 热秘

中医认为过食辛辣厚味，过服温补之品等可致阳盛灼阴；热病之后，余热留恋肠胃，耗伤津液；或湿热下注大肠，使肠道燥热，伤津而便秘，这种便秘又称为热秘。

2. 气秘

情志不舒、忧愁思虑、久坐少动、久病卧床等引起气机郁滞，致使大肠传导失职、糟粕内停，而

成秘结，即所谓"气内滞而物不行"。粪便不结燥，但排出困难是此型的特点，所以又称为气秘。

3. 虚秘

久病、产后、老年体衰、气血两虚；脾胃内伤、饮水量少，化源不足，病中过于发汗、泻下伤阴等。气虚则大肠转送无力，血虚津亏则大肠滋润失养，使肠道干槁，便行艰涩，所以称为虚秘。

4. 冷秘

年高久病，肾阳虚损，阳气不运则阴邪凝结；或素有脾阳不足，又受寒冷攻伐，而致脾肾阳衰，温照无权则寒凝气滞，肠道传送无力，大便艰难，称为冷秘。

◎ 便秘的预防

预防便秘的方法有以下几点：

1. 养成良好排便习惯每日定时上厕所，可以养成稳定的生理时钟，并防止粪便累积变硬；如果实在解不出来，也要尝试练习催生便意，久而久之自然会成习惯。在时间上，通常早上较易排便，只要起床后喝杯水就能刺激肠胃蠕动；但若要赶着上班或只有晚上才能放松，也可另行安排饮水及如厕时间。另外，边上厕所边看书报、有便意时还硬憋的坏习惯也要改掉。排便时，尽可能放轻松，不要用力硬挤，先做 2、3 次深呼吸再略使劲，排便自然顺畅。

2. 每日适当活动，每天适当规律的运动，可有效防治便秘。当

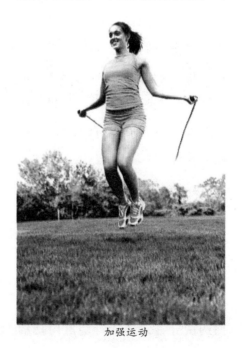

加强运动

然，能增强体适能及肌力的快走、慢跑、游泳、登山等有氧运动，是便秘患者最佳选择；但若条件不允许，多走路或做些简单体操也有助刺激肠胃蠕动。每天早上起床后，可先做5分钟甩手、弯腰、屈膝的体操，促进便意。上班坐办公桌，可趁机做些伸展体操；回家洗澡时，可在浴缸内做1～2分钟的左右扭腰；睡觉前，则可平躺于地板上，做些仰卧起坐、抬身挺腰、屈膝压腹的运动。

3. 生活规律避开压力避免熬夜，养成早睡早起、定时上床的习惯，并改善焦虑状况，像是在工作之余以嗜好来缓解压力，尽量保持好心情，均有助平衡自律神经，让肠胃通畅。

4. 进行按摩。疲劳时，两手握拳轻轻敲打后腰，可缓解腰酸背痛又能刺激肠胃蠕动。洗澡时，也可以一边淋浴、一边用手在腹部按摩；如果再用莲蓬头以温水冲洗肛门约两分钟，还能舒缓肛门括约肌，让排便更轻松。睡觉前按摩腹部，则可帮助次晨排便，其方法是将双手摩擦生热，伸入衣服内，以肚脐为中心，两手掌轻轻压揉腹部，依顺时钟画圆一百下。

5. 饮食要清淡，饮水要多喝，白开水最好，如果对白水抵触可以泡一些清热去火的绿茶、排毒排油腻的花草茶以及养胃的茉莉花茶。平时饮食也要注意不要吃太油腻粘肠道的食物，例如很油腻的火锅、很油腻的肥肉等。

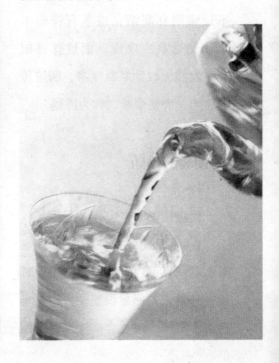

腹 泻

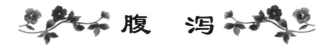

◎ 腹泻简介

腹泻是一种常见症状，是指排便次数明显超过平日习惯的频率，粪质稀薄，水分增加，每日排便量超过200克，或含未消化食物或脓血、粘液。腹泻常伴有排便急迫

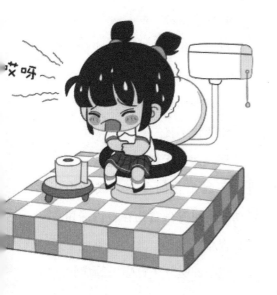

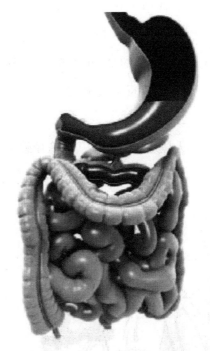

感、肛门不适、失禁等症状。腹泻分急性和慢性两类。急性腹泻发病急剧，病程在2~3周之内。慢性腹泻指病程在两个月以上或间歇期在2~4周内的复发性腹泻。

◎ 腹泻的病因

1. 细菌感染

人们在食用了被大肠杆菌、沙门菌、志贺氏菌等细菌污染的食品，或饮用了被细菌污染的饮料后就可能发生肠炎或菌痢，会出现不同程度的腹痛、腹泻、呕吐、里急后重、发热等症状。

2. 病毒感染

人体通过食物或其他途径感染多种病毒后易引起病毒性腹泻，如：感染轮状病毒、诺瓦克病毒、柯萨奇病毒、埃可等病毒后，出现腹痛、腹泻、恶心、呕吐、发热及全身不适等症状。

3. 食物中毒

是由于进食被细菌及其毒素污染的食物，或摄食未煮熟的扁豆等引起的急性中毒性疾病。变质食品、污染水源是主要传染源，不洁手、不洁净的餐具和带菌苍蝇是主要传播途径。其特点是：患者出现呕吐、腹泻、腹痛、发热等急性胃肠道症状。

4. 饮食贪凉

夏天，很多人喜欢吃冷食，喝凉啤酒，结果可导致胃肠功能紊乱，肠蠕动加快，引起腹泻。

5. 消化不良

夏天饮食无规律、进食过多、进食不易消化的食物，或者由于胃动力不足导致食物在胃内滞留，引起腹胀、腹泻、恶心、呕吐、返酸、烧心、嗳气（打嗝）等症状。

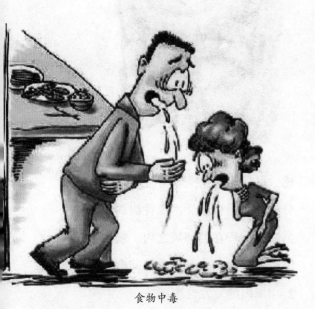

食物中毒

6. 着凉腹泻

夏季炎热，人们喜欢呆在空调房内或开着空调睡觉，腹部很容易受凉，致使肠蠕动增加而导致腹泻。

7. 旅游者腹泻

因为出行者离开了自己熟悉的生活环境而到了完全陌生的地方，全身及敏感的消化系统都会发生相应的反应和变化。

◎ 腹泻的预防与保健

多种病因均可能导致腹泻，细菌、病毒、寄生虫对肠道的侵害，食物、药物对肠道的刺激，天气的变化，外界环境的不适应都可能是引发腹泻的罪魁祸首。

1. 夏季严把"病从口入"关

在夏季，人们偏爱食用未加热的食物，急性腹泻的问题也随之出现。急性腹泻多是由于食物中的细菌、病毒、各种寄生虫未被杀灭，进入肠道中引起感染。预防夏季腹泻，要严把"病从口入"这一关，养成饭前便后洗手的良好卫生习惯；不喝生水；切生食的板和刀要与切熟食的分开；在进食前要将食物进行彻底清洗或加热；不吃隔夜的食物；保证饮食安全卫生。

2. 秋季腹泻不可忽视

在秋季，腹泻主要是由轮状病毒感染所引起的，多发生在3岁以下的幼儿中，所以又称"小儿秋季腹泻"。这种腹泻起病急，每日大便数十次，多为水样便，便中无脓血和粘液。由于胃肠道症状十分严重，腹泻和呕吐过于频繁，患儿极易出现脱水现象。

3. 家庭护理不可少

腹泻患者的家庭护理也十分重要。急性腹泻期间要注意饮食调整，喝一些米汤、用水稀释过的牛奶、稀粥等取代正常饮食，让胃肠"减轻负担"，也有利于为人体提供所必需的水分。而且米汤、用水稀释过的牛奶、稀粥等进入胃肠道后，可粘附在胃肠壁表面，形成一层保护膜，可以减少肠道对细菌毒素的吸收，从而减轻全身症状。

患者应该少食多餐，多吃一些清淡、富有营养、易消化的食物，少食油脂过多的食物，以免造成吸收不良。待病情好转后数日逐渐过渡到正常饮食。

4.慢性腹泻患者要注意调养

成因：慢性腹泻是指病程超过2个月以上的腹泻。很多成年人常有慢性腹泻的问题，多是由于胃肠功能性紊乱引起的。吃冷食或凉水果、精神紧张、天气转凉、旅游出差等都会诱发慢性腹泻。

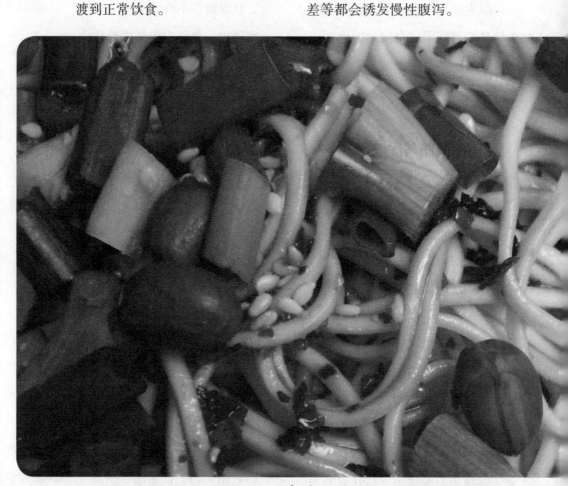

凉 面

第5章

泌尿系统疾病

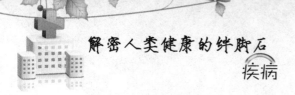

　　目前，泌尿感染疾病目前已经成为威胁男性健康的主要病种之一。从大量临床资料中可以看出，不少患者都是久治不愈的老病号，走不出泌尿感染疾病反复发作的"怪圈"。泌尿感染疾病严峻的形势，引起了医学界广泛的关注，其特点是：一、发病率提高；二、发病年龄趋于低龄化；三、复合性感染比率增大。反复发作泌尿道感染在各种年龄阶段都比较常见，其原因有生理上的因素，也有生活习惯上的因素和病理上的因素。

　　泌尿系统各器官（肾脏、输尿管、膀胱、尿道）都可发生疾病，并波及整个系统。泌尿系统的疾病既可由身体其他系统病变引起，又可影响其他系统甚至全身。其主要表现在泌尿系统本身，如排尿改变、尿的改变、肿块、疼痛等，但亦可表现在其他方面，如高血压、水肿、贫血等。泌尿系统疾病的性质，多数和其他系统疾病类似，包括先天性畸形、感染、免疫机制、遗传、损伤、肿瘤等；但又有其特有的疾病，如肾小球肾炎、尿石症、肾功能衰竭等。如果泌尿系统疾病治疗不当盲目用药的话，会使细菌耐药，破坏内环境，可能会造成将来的治疗"身经百战"。在泌尿科临床中，必须时刻联系全身状况来考虑问题。

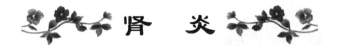

肾　炎

◎ 肾炎简介

　　肾小球肾炎又称肾炎。发生于双侧肾脏肾小球的变态反应性疾病。肾小球肾炎是常见的肾脏疾病，分为急性和慢性两种。急性肾炎起病急，病程短，好发于4～14岁儿童，男性多于女性。本病多发生在链球菌感染之后，大部分病例2～3周前有过咽炎、扁桃体炎等前驱感染，但感染程度与是否发病之间无平行关系。40％的病人首先发现血尿而求医；90％的病例出现水肿，轻者晨起后见眼睑浮肿，重者水肿延及全身。甚至出现胸水、腹水，出现气急和腹胀，部分病人血压升高且有头痛，小便化验几乎都含有蛋白质（蛋白尿）。

　　肾小球肾炎是以肾小球损害为主的变态反应性炎症，是一种较为

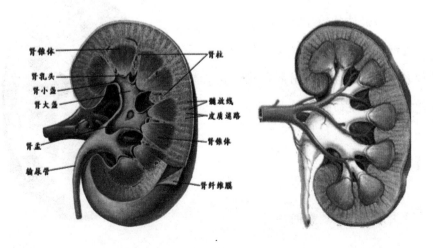

肾锥体
肾乳头　　　　　　　　　　　肾柱
肾小盏
肾大盏　　　　　　　　　　　髓放线
　　　　　　　　　　　　　　皮质迷路
肾盂　　　　　　　　　　　　肾锥体
输尿管
　　　　　　　　　　　　　　肾纤维膜

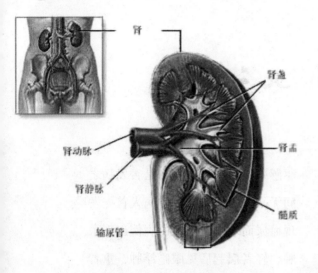

肾
肾盏
肾动脉
肾静脉
肾盂
髓质
输尿管

常见的疾病。

肾小球肾炎临床表现主要有蛋白尿、血尿、水肿和高血压等。由于肾病隐匿性较强，肾小球肾炎早期症状并不明显，同时易被人忽视。临床调查显示，肾小球肾炎患者往往失去最佳的治疗时机，而导致肾脏纤维化逐步进展，最终发展到肾衰竭、尿毒症，采用常规透析或肾移植维持生命。

◎ **肾炎的病因**

肾炎是否遗传要看何种肾炎。

有些肾炎是有遗传性的，尤其是遗传性肾炎，它能由父母亲遗传给子女，是一种常染色体显性遗传病，能够遗传给后代。

关于肾炎的发病原因医学界不清楚，一般认为可能是肾小球基膜合成的遗传性缺陷引起。这种病有一个特点，就是有明显的家庭史，往往在一家几代的家庭成员中，有多人发生血尿，血尿是遗传性肾炎最常见的表现，以青年男性多见。

肾炎起病时症状一般不明显，小儿时常仅尿检查有轻度蛋白尿和血尿，常常在剧烈运动后或上呼吸道感染后加重。一般蛋白尿随着

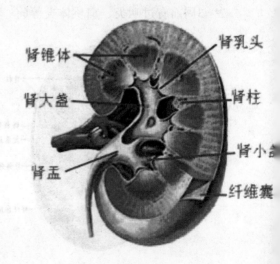

肾锥体
肾大盏
肾盂
肾乳头
肾柱
肾小
纤维囊

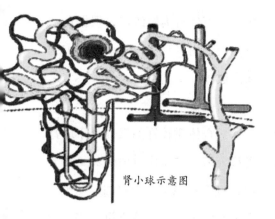

肾小球示意图

年龄增长，而逐渐加重，个别病例可有重度蛋白尿。很少发生血压增高，往往到了晚期血压才有轻度升高。病情多持续缓慢地进展，男性病情多严重，常在壮年时即死于慢性肾衰，女性病情较轻，可有正常寿命。

◎ 肾炎的分类

1. 急性肾炎

急性肾炎即急性肾小球肾炎，是一种由于感染后变态反应引起的两侧肾脏弥漫性肾小球损害为主的急性疾病，本病的特点是起病较急，在感染后1～3周出现血尿、蛋白尿、管型尿、水肿、少尿、高血压等系列临床表现。

2. 慢性肾炎

慢性肾炎即慢性肾小球肾炎，简称为慢性肾炎，是各种原发性肾小球疾病导致的一组长病程的（甚至数十年），以蛋白尿、血尿、水肿、高血压为临床表现的疾病。此病常见，尤以青壮年男性青年发病率高。本病治疗困难，大多渐进为慢性肾功能衰竭，预后较差。慢性肾炎是由多种病因引起的一组肾小球疾病。临床可表现为蛋白尿、血尿、水肿、高血压等。但每个患者可表现的轻重程度不同，患者以水肿为首发症状，轻者仅晨起时眼睑及面部微肿，午后下肢略有水肿，经休息后短期内可消失。有些患者以血压增高为首发症状，既而发现慢性肾炎。

慢性肾炎后期可发展为肾功能不全以致肾功能衰竭，患者可出现贫血、心衰等。其主要是由肾实质受损、红细胞生成减少及营养不良有关。贫血和心衰等严重程度与肾脏病变及肾功能减退成正比。

◎ 肾炎的预防保健

正确地选择运动项目是非常重要的。缓解期的运动应在医师的指导下进行，以散步、练太极拳、慢骑自行车、做广播体操、健身操等教为缓和的、耗能较少的运动为主，对于长跑、球类运动大运动量应该避免。

1. 游泳

有游泳基础的病人，可以参加游泳锻炼。游泳时速度要慢，呼吸自如。每天1次，每次20～30分钟。

2. 散步或慢跑

慢跑前要做适当的准备活动，或从不行过度到慢跑。慢性肾小球肾炎病人进行运动可以从散步开始。

3. 健身操

持轻物（1～2.5公斤）做健身操，每次做1～2套，每天做2～3次。也可做拉力器练习，根据自己的体力，由少到多，逐渐增加重量和次数。

4. 太极拳

适合体质较好的慢性肾小球肾炎病人锻炼。每次可锻炼20～30分钟，每天1～2次。为增加运动量，在练拳时可将重心往下沉一些，动作幅度大一些。

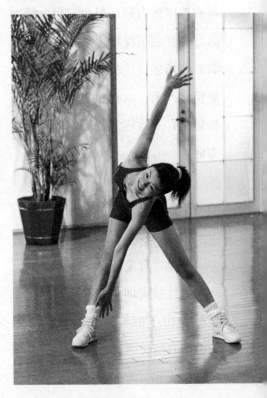

健身操

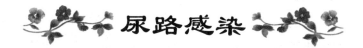

尿路感染

◎ 尿路感染简介

尿路感染是由细菌（极少数可由真菌、原虫、病毒）直接侵袭所引起。尿路感染分为上尿路感染和下尿路感染，上尿路感染指的是肾盂肾炎，下尿路感染包括尿道炎和膀胱炎。肾盂肾炎又分为急性肾盂肾炎和慢性肾盂肾炎。好发于女性。

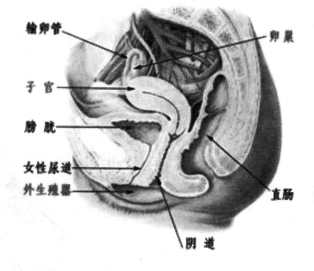

◎ 尿路感染的病因

非复杂性尿路感染80%由大肠杆菌引起，10%～15%由葡萄球菌和克雷白氏杆菌引起，仅2%～5%是由变性杆菌所致。而复杂性尿路感染的细菌谱则要广的多，大肠杆菌仍为主要致病菌，但许多其他的革兰氏阴性细菌如变性杆菌、沙雷菌属、克雷白菌及假单孢菌属等，均可导致复杂性尿路感染。在糖尿病患者或免疫力低下的患者中，霉菌的感染日益增多。

◎ 尿路感染的分类

1. 根据感染发生的部位，尿路感染分为上尿路感染和下尿路感染。

（1）上尿路感染

上尿路感染主要指肾盂肾炎，即肾实质和肾盂的感染性炎症，是由于细菌入侵肾脏所致。肾盂肾炎临床上分为急性肾盂肾炎和慢性肾盂肾炎。急性肾盂肾炎多数是致病菌经膀胱、输尿管而到达肾脏，引起炎症，主要表现急性间质性炎症和肾小管上皮细胞不同程度的坏死。关于慢性肾盂肾炎的定义，目前，多数学者认为：过去此诊断过于滥用，认为慢性肾盂肾炎应仅限于肾盂、肾盏有明确的炎症、纤维化和变形者。如果用此诊断标准，则绝大部分慢性肾盂肾炎是在尿路梗塞、尿流不畅或膀胱——输尿管返流的基础上附加尿路感染所致。如果没有上述情况，尿路感染常不会引起严重的慢性肾脏疾患。因此，急慢性肾盂肾炎的鉴别，不应该由其病程长短或反复发作的次数来划分，而应该由影像学显示肾盂、肾盏是否有变形来区别。

（2）下尿路感染

下尿路感染主要为尿道炎和膀

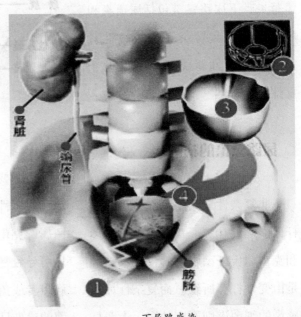

肾脏
输尿管
膀胱

下尿路感染

胱炎，其感染性炎症仅局限于尿道和膀胱。

　　膀胱和尿道的细菌性炎症，统称为下尿路感染，常见的致病菌为大肠杆菌和葡萄球菌，多数为继发性的，女性较多见。常见的诱因有尿道梗阻、邻近器官的炎症、膀胱或尿道器械检查、创伤、手淫等。

　　2. 根据有无尿路功能上或解剖上的异常，尿路感染分为复杂性尿路感染和单纯性尿路感染。

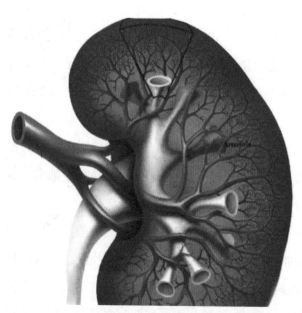

复杂性尿路感染

　　（1）复杂性尿路感染

　　复杂性尿路感染是指：①尿路由器质性或功能性异常，引起尿路梗阻，尿流不畅；②尿路有异物，如结石、留置导尿管等；③肾内有梗阻，如在慢性肾实质疾病基础上发生的尿路感染，多数为肾盂肾炎，可引起肾组织损害。长期反复感染或治疗不彻底，可进展为慢性肾功能衰竭。

　　（2）单纯性尿路感染

　　单纯性尿路感染则无上述情况，不经治疗其症状及菌尿可自行消失，或成为无症状性菌尿。Pawlowski等在4596例尸检中发现慢性肾盂肾炎者仅占3.1%，因此认为：成人肾盂肾炎如属单纯性，很少引起终末期肾病或病理上的慢性肾盂肾炎。

　　3. 根据病史，尿

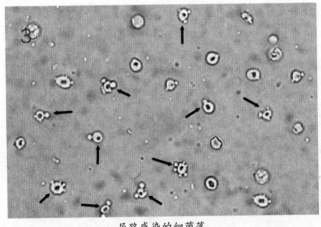

尿路感染的细菌落

引起的感染。近年来，随着医学研究的发展，对L－型细菌、真菌、寄生虫尿路感染以及男性、小儿、妊娠期、慢性肾衰并发的尿路感染等特殊的尿路感染有了新的认识。

路感染又分为初发和再发，后者又分为复发和再感染。

（1）初发性尿路感染

初发性尿路感染即第一次发作；复发是指治疗不彻底，常在停药后6周内再次发作，与原初感染的细菌同株同血清型，多见于肾盂肾炎；

（2）再感染

再感染是指原初感染已治愈，由不同菌株再次感染，常发生在原初治疗停药6周之后，多见于膀胱炎。再发频繁者必须寻找原因。

过去临床中研究的尿路感染，多指一般细菌，尤其是大肠杆菌

◎ 尿路感染的预防

夏季炎热高温，只要稍微活动，立即汗流浃背。为了应对水分从汗腺大量流失，肾脏必须浓缩尿液，以保存水分，于是尿液变浓、尿量变少。另外，高温潮湿的皮肤，也让阴部皮肤易产生细菌，容易引发泌尿道疾病。

尿路感染是因细菌经由尿道侵入人体内而造成的疾病。女性因尿道较短，尿道口到肛门口的距离较近，大肠杆菌很容易侵入尿道造成

发炎感染；男性则多因结石、前列腺肥大、神经性膀胱排空不良等造成。日常注意事项如下：

1. 充分的饮水，维持每日3000毫升以上的水分。

2. 至少每3到4小时，须排空膀胱一次。

3. 避免刺激性食物，及饮酒或咖啡。

4. 多摄取含维生素C的水果，如橘子、柠檬、梅子汁保持尿液酸性化。

5. 洗澡用淋浴的方式。

6. 房事前后须解小便。

7. 勿憋尿，尤其是怀孕的妇女。

8. 按医师指示服药，不可因症状解除后私自停药。

9. 糖尿病、尿路结石、甲状腺肥大患者等易导致尿路感染疾病，应小心并接受适当的治疗。

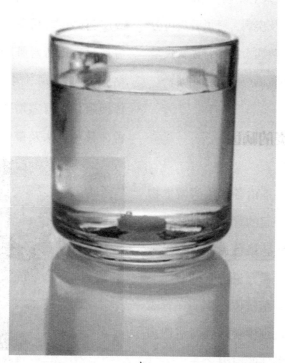

水

肾盂肾炎

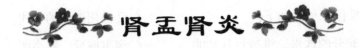

◎ 肾盂肾炎简介

肾盂肾炎是指肾脏盂的炎症，大都由细菌感染引起，一般伴下泌尿道炎症，临床上不易严格区分。根据临床病程及疾病，肾盂肾炎可分为急性及慢性两期，慢性肾盂肾炎是导致慢性肾功能不全的重要原因。

◎ 肾盂肾炎的病因

肾盂肾炎是由各种致病微生物直接侵袭所引起的肾盂肾盏粘膜和肾小管肾间质感染性炎症。近年来发现在一些肾盂肾炎患者的肾疤痕组织中存在病菌抗原，表明在肾盂肾炎的发病机理中免疫性肾组织损害也可以是炎症的原因之一。

◎ 肾盂肾炎的分类

肾盂肾炎分为两大类：

1. 急性肾盂肾炎

病变可为单侧或双侧，局限或广泛，可轻可重，轻者仅累及肾盂粘膜。重者肾脏肿大，切面可见粘膜充血溃疡，小脓肿形成。如伴梗阻，则肾盏增宽，少数严重患者，其肾乳头及锥体部可见坏死，

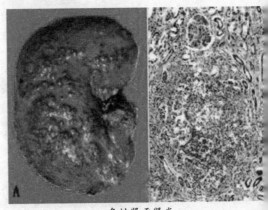

急性肾盂肾炎

坏死组织随尿液排出称坏死性乳头炎，镜下可见肾间质水肿，嗜中性粒细胞浸润。

　　2. 慢性肾盂肾炎

　　肾盂及肾盏有慢性炎症表现。

肾盂扩大、畸形，肾皮质及乳头部有瘢痕形成，肾脏较正常缩小，两侧病变常不对称，肾髓质变形，肾盂肾盏粘膜及输尿管管壁增蚝，严重者肾实质广泛萎缩。

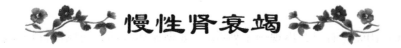

慢性肾衰竭

◎ 慢性肾衰竭简介

　　慢性肾衰竭是由各种原发性肾脏疾病或继发于其他疾病引起的肾脏进行性损伤和肾功能的逐渐恶化。当肾脏功能损害发展到不能维持机体的内环境平衡时，便会导致

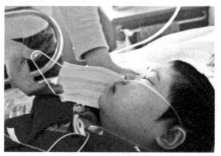

慢性肾衰竭患者

身体内毒性代谢产物的积蓄、水及电解质和酸碱平衡紊乱，而出现一系列的临床综合症状。

　　慢性肾衰竭不是一种独立的疾病是各种原因引起的肾脏损害进展恶化达终末期的表现，肾功能接近

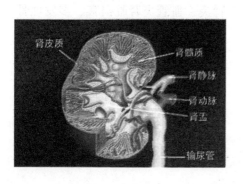

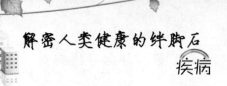

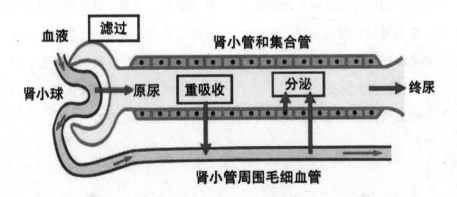

正常人10%左右时，出现一系列综合征，一般有比较长的病程，按其肾功能损害程度分肾功能不全代偿期；肾功能不全失代偿期又称氮质血症期；肾功能衰竭期；终末期又称尿毒症期。

◎ 慢性肾衰竭的病因

慢性肾衰竭的病因主要有以下几点：

1. 慢性肾小球肾炎：如IgA肾病、膜增殖性肾小球肾炎、局灶阶段性硬化性肾小球肾炎和和系膜增生性肾小球肾炎等。

2. 代谢异常所致的肾脏损害：如糖尿病肾病、痛风性肾病及淀粉样变性肾病等。

3. 血管性肾病变：如高血压病、肾血管性高血压、肾小动脉硬化症等。

4. 遗传性肾病：如多囊肾、Alport综合征等。

5. 感染性肾病：如慢性肾盂肾炎、肾结核等。

6. 全身系统性疾病：如狼疮性肾炎、血管炎肾脏损害、多发性骨髓瘤等。

7. 中毒性肾病：如镇痛剂性肾病、重金属中毒性肾病等。

8. 梗阻性肾病：如输尿管梗阻、反流性肾病、尿路结石等等。

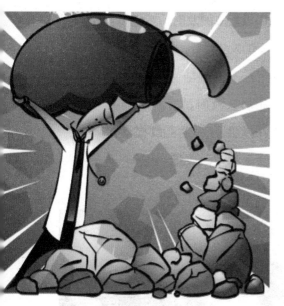

梗阻性肾病

肾炎为主，其次是肾小管间质性疾病。

◎ 慢性肾衰竭的预防

预防：慢性"肾衰"在临床上十分常见，但采用血液净化疗法和肾移植的费用昂贵，且在数量上供不应求，因此如何预防和延缓肾功能衰竭是目前高度重视的问题。

慢性"肾衰"的防治可分为三级：

另外，大约有6%～9%的慢性肾衰竭患者病因难以确定。据国外的研究表明，在慢性肾衰竭行血液透析的患者中，占第一位的是糖尿病肾病，约为27.7%；第二位的是高血压肾损害，约占22.7%；慢性肾小球肾炎占第三位，约为21.2%；多囊肾为3.9%，其他各种病因共占24.5%。我国目前尚没有慢性肾衰竭病因大规模调查的资料，从临床经验上来看，我国慢性肾衰竭的病因仍以慢性肾小球

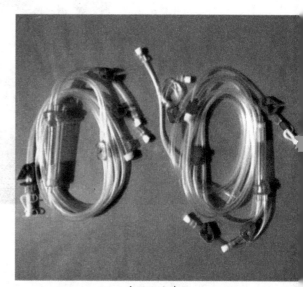

采用血液净化

一级预防：是指对已有的原发性肾脏疾病（如肾小球肾炎）或可能引起继发性肾脏损害的疾病（如糖尿病高血压病）进行有效的治疗防止慢性"肾衰"的发生。

二级预防：是对早中期慢性"肾衰"的及时治疗，以防止尿毒症的发生。

三级预防：指对早期的尿毒症病人及时治疗，以防止尿毒症并发症的发生，以提高患者的存活率和生活质量。

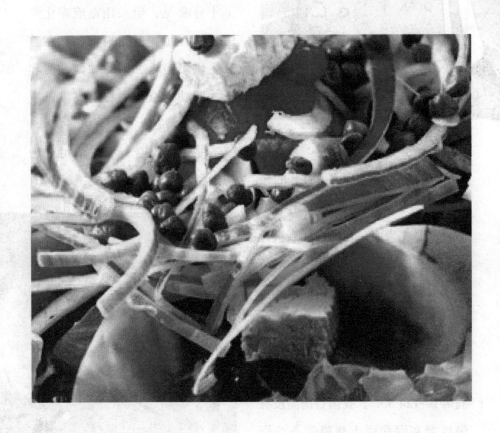

第6章

血液系统疾病

血液循环系统是血液在体内流动的通道，分为心血管系统和淋巴系统两部分。淋巴系统是静脉系统的辅助装置。而一般所说的循环系统指的是心血管系统。

血液循环系统由血液、血管和心脏组成。心血管系统是由心脏、动脉、毛细血管及静脉组成的一个封闭的运输系统。由心脏不停的跳动、提供动力推动血液在其中循环流动，为机体的各种细胞提供了赖以生存的物质，包括营养物质和氧气，也带走了细胞代谢的产物二氧化碳。同时许多激素及其他信息物质也通过血液的运输得以到达其靶器官，以此协调整个机体的功能，因此，维持血液循环系统于良好的工作状态，是机体得以生存的条件，而其中的核心是将血压维持在正常水平。血液循环系统发生病变，就会使人患有贫血、白血病、出血性疾病等，这些疾病将在很大程度上危害人类的健康。

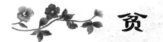 贫 血

◎ 贫血简介

贫血是指全身循环血液中红细胞总量减少至正常值以下。但由于全身循环血液中红细胞总量的测定技术比较复杂，所以临床上一般指外周血中血红蛋白的浓度低于患者同年龄组、同性别和同地区的正常标准。国内的正常标准比国外的标准略低。沿海和平原地区，成年男子的血红蛋白如低于12.5克/毫升，成年女子的血红蛋白低于11.0克/毫升，可以认为有贫血。12岁以下儿童比成年男子的血红蛋白正常值约低15%左右，男孩和女孩无明显差别。高海拔地区的人的血红蛋白一般要高些。

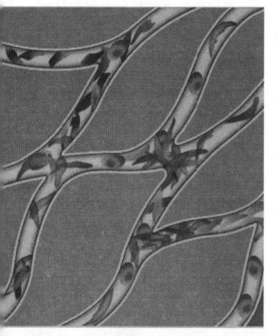

贫 血

◎ 贫血的分类

1.缺铁性贫血

缺铁而影响血红蛋白合成所引起的贫血，见于营养不良、大量成长期小量出血和钩虫病；女性就

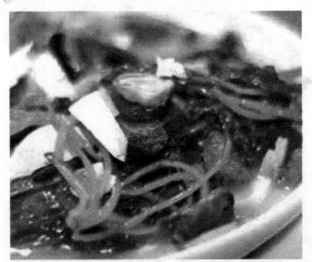

许多蔬菜含铁质很丰富。如黑木耳、紫菜、发菜、荠菜、黑芝麻、莲藕粉等。

2. 出血性贫血

急性大量出血（如胃和十二指肠溃疡病、食管静脉曲张破裂或外伤等）所引起的。

3. 溶血性贫血

红细胞过度破坏所引起的贫血，但较少见；常伴有黄疸，称为"溶血性黄疸"。

4. 巨幼红细胞性贫血

缺乏红细胞成熟因素而引起的贫血，缺乏叶酸或维生素B_{12}引起的巨幼红细胞性贫血，多见于婴儿和孕妇长期营养不良；巨幼细胞贫血是指骨髓中出现大量巨幼细胞的一类贫血。实际上巨幼细胞是形态上和功能上都异常的各阶段幼稚红细胞。这种巨幼细胞的形成是DNA合成缺陷的结果，核的发育和成熟

比较容易患上缺铁性贫血，这是因为女性每个月生理期会固定流失血液。所以平均大约有20%的女性、50%的孕妇都会有贫血的情形。如果贫血不十分严重，就不必去吃各种补品，只要调整饮食就可以改变贫血的症状。比如首先要注意饮食，要均衡摄取肝脏、蛋黄、谷类等富含铁质的食物。如果饮食中摄取的铁质不足或是缺铁严重，就要马上补充铁剂。维生素C可以帮助铁质的吸收，也能帮助制造血红素，所以维生素C的摄取量也要充足。其次多吃各种新鲜的蔬菜。

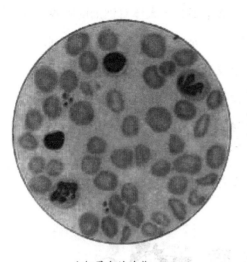

血红蛋白的胞浆

落后于含血红蛋白的胞浆。身体多种组织细胞皆受DNA合成缺陷的影响，但以造血组织最严重，特别是红系细胞。粒系细胞和巨核细胞也都有形态上的改变和成熟细胞数量的减少。巨幼细胞包括原巨幼细胞、早巨幼细胞、中巨幼细胞和巨幼细胞各不同发育阶段的幼稚红细胞。这些巨幼细胞均比相应的正常幼红细胞大，浆核比例比正常略高。

5.恶性贫血

缺乏内因子的巨幼红细胞性贫血。

6.再生障碍性贫血

伴有胃酸缺乏和脊髓侧柱、后柱萎缩，病程缓慢；造血功能障碍引起的贫血，再生障碍性贫血，是由多种原因引起的骨髓干细胞、造血微环境损伤以及免疫机制改变，导致骨髓造血功能衰竭，出现以全血细胞（红细胞、粒细胞、血小板）减少为主要表现的疾病。再生障碍性贫血的病理变化主要为红骨髓的脂肪化，也就是说原来有造血功能的红骨髓被脂肪所取代，取代的数量越大则贫血越严重。根据起病缓急、病情轻重、骨髓破坏程度和转归等，分为急性和慢性两种。

◎ 贫血的预防

贫血的预防有以下几点：

（1）饮食调摄：饮食营养要合理，食物必须多样化，食谱要广，不应偏食，否则会因某种营养素的缺乏而引起贫血。要富有营养及易于消化。饮食应有规律、有节制，严禁暴饮暴食。多食含铁丰富的食物，如猪肝、猪血、瘦肉、奶制品、豆类、大米、苹果、绿叶蔬菜等。多饮茶能补充叶酸，维生素 B_{12}，有利于巨细胞性贫血的治疗。但缺铁性贫血则不宜饮茶，因为饮茶不利于人体对铁剂的吸收。适当补充酸性食物则有利于铁剂的吸收。忌食辛辣、生冷不易消化的食物。平时可配合滋补食疗以补养身体。

（2）劳逸结合，进行适当的体育活动。

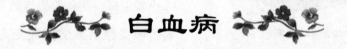

白血病

◎ 白血病简介

白血病是一类造血干细胞的恶性克隆性疾病。其克隆中的白血病细胞增殖失控，分化障碍，凋亡受阻，而停止在细胞发育的不同阶段。在骨髓和其他造血组织中白血病细胞大量增生累积，并侵润其他组织和器官，而正常造血受抑制。我国各地区白血病的发病率在各种肿瘤中占第六位。白血病是骨髓、脾、肝等造血器官中白血病细胞的恶性增生，可进入血循环、并浸润到全身各组织脏器中，临床可见有不同程度的贫血、出血、感染发热以及肝、脾、淋巴结肿大和骨骼疼痛。白血病原发病患者中，男性多于女性。

◎ 白血病的病因

1.病毒因素

RNA肿瘤病毒在鼠、猫、鸡和牛等动物的致白血病作用已经肯

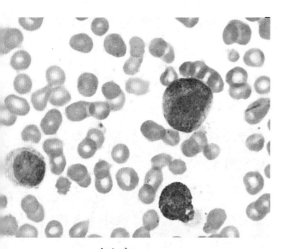

白血病

定，这类病毒所致的白血病多属于T细胞型。

2. 化学因素

一些化学物质有致白血病的作用。如接触苯及其衍生物的人群白血病发生率高于一般人群。亚硝胺类物质，保泰松及其衍生物、氯霉素等诱发白血病的报告也可见到，但还缺乏统计资料。某些抗肿瘤的细胞毒药物如氮芥、环磷酰胺、甲基苄肼、VP16、VM26等，都公认有致白血病的作用。

3. 放射因素

包括X射线、γ射线。有确实证据可以肯定各种电离辐射条件可以引起人类白血病。白血病的发生取决于人体吸收辐射的剂量，整个身体或部分躯体受到中等剂量或大剂量辐射后都可诱发白血病。然而，小剂量的辐射能否引起白血病，仍不确定。日本广岛、长崎爆炸原子弹后，受严重辐射地区白血病的发病率是未受辐射地区的17～30倍。爆炸后3年，白血病的发病率逐年增高，5～7年时达到高峰。至21年后其发病率才恢复到接近于整个日本的水平。放射线工作者，放射线物质经常接触者白血病发病率明显增加。接受放射线诊断和治疗可导致白血病发生率增加。

4. 遗传因素

有染色体畸变的人群白血病的发病率高于正常人。

5. 其他血液病

某些血液病最终可能发展为白血病，如骨髓增生异常综合征、淋巴瘤、多发性骨髓瘤、阵发性睡眠性血红蛋白尿症等。

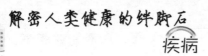
◎ 白血病的预防

1. 多吃天然食物及经过卫生检验的正规生产食品，如：新鲜蔬菜、五谷杂粮等。

2. 减少与苯的接触，慢性苯中毒主要损害人体的造血系统，引起白细胞、血小板数量减少诱发白血病，一些从事以苯为化工原料生产的工人应加强劳动保护，装修时应选择对人体无害的装修材料。

3. 不可滥用药物，使用氯霉素、细胞毒类抗癌药、免疫抑制剂等药物时要小心谨慎，切勿长期使用。

4. 尽量避开射线辐射，从事放射线工作的人员要做好个人防护，婴幼儿及孕妇应避免接触过多放射线。

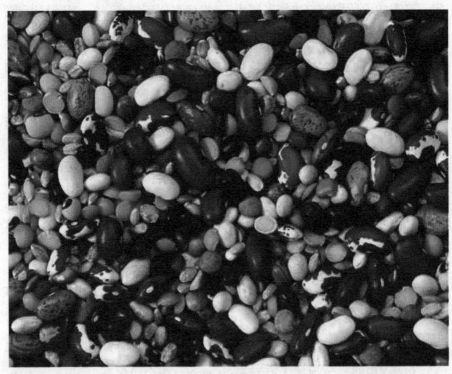

五谷杂粮

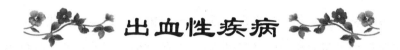

出血性疾病

◎ 出血性疾病简介

出血性疾病指正常止血功能发生障碍所引起的异常情况，由血管壁异常、血小板数量或功能异常、凝血机能障碍所引起的，表现为自发出血或轻微损伤后出血不止。由于止血是一个复杂的概念，急诊出血的患者更易造成诊断上的疏忽

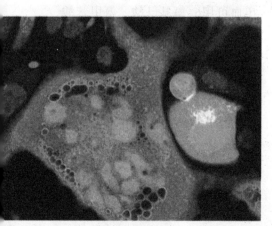

出血性疾病

或延误，因此正确的诊断和处理出血患者必需基于对凝血机制的理解。

当人体的止血机能发生障碍时，可引起皮肤、粘膜和内脏的自发性出血或轻微损伤后即出血不止，凡是具有这种出血倾向的疾病均可称之为出血性疾病。

◎ 出血性疾病的分类

根据引起出血的不同机制，出血性疾病可以分为三类：

（1）血管因素异常：包括血管本身异常和血管外因素异常引起出血性疾病。过敏性紫癜、维生素C缺乏症、遗传性毛细血管扩张症等即为血管本身异常所致。老年性紫癜、高胱氨酸尿症等即为血管外异常所致。

（2）血小板异常：血小板数量改变和粘附、聚集、释放反应等功能障碍均可引起出血。特发性血小板减少性紫癜、药源性血小板减少症及血小板增多症等，均为血小板数量异常所致的出血性疾病。血小板无力症、巨型血小板病等为血小板功能障碍所致的出血性疾病。

（3）凝血因子异常：包括先天性凝血因子和后天获得性凝血因子异常两方面。如血友病甲和血友病乙均为染色体隐性遗传性出血性疾病。维生素K缺乏症、肝脏疾病所致的出血大多为获得性凝血因子异常引起的。

◎ 出血性疾病的护理措施

1.注射止血

补充凝血因子或血小板以床性出血性疾病以补充所缺乏的凝血因子为主如：补充相应凝血因子的浓缩制剂，输新鲜血浆、全血或血小板悬液等，但多次输注可能产生相应的抗体，影响疗效，故仅用于严重持续的出血及手术前、中、后防治出血。

2.药物止血

止血药物依据不同病因选用针对性较强的止血药物如血管异常所致的出血，可用维生素C、维生素P、安络血、肾上腺糖皮质激素等以降低毛细血管脆性和通透性；血小板减少性紫癜用糖皮质激素；肝脏疾病的出血可用维生素K、凝血酶原复合物浓缩剂；纤溶亢进所致出血可用6-氨基己酸、氨甲苯酸、止血环酸等。

3.其他止血方法

局部处理肌肉、关节腔明显出血可用弹性绷带压迫止血，必要时作关节固定以限制活动。

第 7 章

神经系统疾病

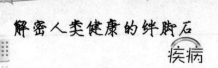
神经系统疾病又称神经病，是发生于中枢神经系统、周围神经系统、植物神经系统的以感觉、运动、意识、植物神经功能障碍为主要表现的疾病。发生于中枢神经系统、周围神经系统、植物神经系统的以感觉、运动、意识、植物神经功能障碍为主要表现的疾病。中枢神经系统受致病因素影响（尤其是未能查出神经系统器质性病变时）而以精神活动障碍为主要表现的疾病称为精神病。俗话中常称精神病为"神经病"，但这种说法是错误的。神经病与精神病常可并存，如散发性脑炎往往以精神症状为首发症状，麻痹痴呆患者亦可早期即出现神经症状。有些神经病，如脑血管疾病、癫痫、脑炎、脑膜炎等临床上常见。神经病中慢性病占多数，往往迁延不愈，给患者的工作、生活带来很大影响，致残率很高。本章将为您介绍一些常见的神经系统疾病。

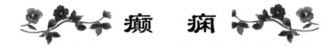

癫 痫

◎ 癫痫简介

癫痫是大脑神经元突发性异常放电，导致短暂的大脑功能障碍的一种慢性疾病。而癫痫发作是指脑神经元异常和过度超同步化放电所造成的临床现象。其特征是突然和一过性症状，由于异常放电的神经元在大脑中的部位不同，而有多种多样的表现。可以是运动感觉神经或自主神经的伴有或不伴有意识或警觉程度的变化。

◎ 癫痫的分类

癫痫是多种原因引起脑部神经元群阵发性异常放电所致的发作性运动、感觉、意识、精神、植物神经功能异常的一种疾病。

现代医学认为发生癫痫的原因可以分为两类：原发性（功能性）癫痫和继发性（症状性）癫痫。

原发性癫痫又称真性或特发性或隐原性癫痫。其真正的原因不明。虽经现代各种诊查手段检查仍不能明确。

继发性癫痫又称症状性癫痫。指能找到病因的癫痫。见下述常见病因。

根据发作情况主要可分为大发作、小发作、精神运动性发作、局限性发作和复杂部分性发作。

①大发作，又称全身性发作，半数有先兆，如头昏、精神错乱、上腹部不适、视听和嗅觉障碍。发作时（痉挛发作期），有些病人先发出尖锐叫声，后即有意识丧失

而跌倒，有全身肌肉强直、呼吸停顿，头眼可偏向一侧，数秒钟后有阵挛性抽搐，抽搐逐渐加重，历时数十秒钟，阵挛期呼吸恢复，口吐白沫（如舌被咬破出现血沫）。部分病人有大小便失禁、抽搐后全身松弛或进入昏睡（昏睡期），此后意识逐渐恢复。

②小发作，可短暂（5~10秒）意识障碍或丧失，而无全身痉挛现象。每日可有多次发作，有时可有节律性眨眼、低头、两眼直视、上肢抽动。

③精神运动性发作，可表现为发作突然，意识模糊，有不规则及不协调动作（如吮吸、咀嚼、寻找、叫喊、奔跑、挣扎等）。病人的举动无动机、无目标、盲目而有冲动性，发作持续数小时，有时长达数天。病人对发作经过毫无记忆。

④局限性发作，一般见于大脑皮层有器质性损害的病人表现为一侧口角、手指或足趾的发作性抽动

或感觉异常，可扩散至身体一侧。当发作累及身体两侧，则可表现为大发作。

⑤复杂部分性发作，此类发作伴有意识障碍，对发作经过不能回忆，也可表现为凝视以及自动症如咂嘴、咀嚼、摸索、游走、拨弄、发哼声、喃喃自语或其他症状和体症。

◎ 癫痫的预防与保健

癫痫的预防保健一直倍受医生和患者的关注，对某些癫痫来说具有一定意义，特别是对已患癫痫者有阻止或减少其发作的作用，这项工作的积极开展，可以促进患者的康复，大大提高患者的生活质量。

1. 提倡优生优育

"优生优育"是我国多年的号召，只有做到这一点，才能减少各种疾病的发生。癫痫患者择偶时，应避免与有癫痫家族史的人结婚，禁止近亲结婚，禁止男女双方均有

原发生性癫痫病史的患者结婚。因为他们结婚，大大提高了癫痫病的发病率。癫痫病人所生第一胎为癫痫患儿，不要生第二胎，女性患者如果有明确的遗传史，应尽量禁止生育，做到上述几点会使癫痫发病率大大降低。

2. 妇女要注意孕期保健

妇女怀孕后，不要盲目服药，如果患病，一定要在医生的指导下谨慎用药。因为某些药物有致畸作用，尤其是妊娠前三个月，药物的致畸作用尤为突出。不要过多接触射线，各种射线（包括X线，γ线及家用电器、电视、电脑向外辐射的射线）对胎儿均有引起先天发育缺陷的可能，故孕期妇女尽量避免在高辐射环境下工作生活。还有，要防止孕期各种病毒、细菌感染，定期进行产前检查，如果B超检查发现胎儿发育明显异常，应及时终止妊娠。如发现胎儿脐带绕颈，应及时行剖宫产。分娩时尽量减少胎儿缺氧、窒息、产伤，尽量避免使用产钳、胎儿吸引器，这些助产器常会导致婴儿颅内出血、脑损伤，遗留导致癫痫的隐患。

3. 对于小儿（4个月~5岁）

应避免感冒、扁桃体炎、肺炎及惊吓导致的发热，如体温超过

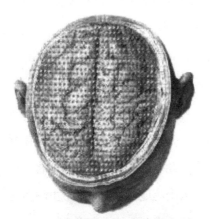

正常脑电活动变化示意图

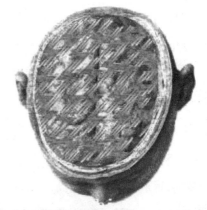

癫痫发作时脑电活动示意图

正常3℃左右，应及时对症处理，避免发生热性惊厥，因热性惊厥反复发作，可造成脑组织缺氧，产生继发性脑损伤，这是癫痫发生的病理基础。据国内报道，热性惊厥转为癫痫的发生率为3.8%～20%，所以，如果小儿发热体温超过38.0℃，家长一定注意及时处理，及时就医。

4. 积极预防和治疗各种颅内感染

如各种脑炎、脑膜炎等，上述疾病导致大脑皮层炎症和水肿，引起癫痫发作。后遗症期由于脑实质内瘢痕形成和脑膜粘连，也能导致癫痫发作。所以颅内感染应早期诊断，积极治疗，减少后遗症和并发症的发生。

5. 注意人身及交通安全，防止颅脑外伤导致的外伤性癫痫

外伤后癫痫的发生率为0.5%～50%，昏迷时间越长，脑实质损伤越重，发生率越高。如急性期颅内血肿压迫，脑实质损伤后

水肿导致的颅内高压，都可导致癫痫发作，颅脑手术后的损伤、脑挫裂伤后脑萎缩导致大脑供血不足，脑细胞功能紊乱，发生癫痫。

6. 避免大量饮酒所致的酒精中毒后癫痫

长期大量饮酒除可引起胃炎、胰腺炎、肝损害、心律失常、造血功能和免疫功能异常外，最主要的是神经系统毒性，使体内维生素B_1缺乏，造成脑组织代谢障碍，发生脑萎缩，造成癫痫发作，还可能导致注意力低下，记忆力减退，甚至痴呆。急性乙醇中毒可直接引起癫痫发作。另外酒后生事、打架斗殴或发生交通事故，造成颅脑外伤，可引起外伤后继发性癫痫。

7. 在我国引起成年人癫痫的常见原因之一是脑寄生虫病

随着社会的发展，卫生状况的改善，脑寄生虫病引起的癫痫有所减少，此病主要流行于我国华北、东北、云南等地。由于吃了被虫卵污染的食物或水源，使虫卵进入体内，随

血循环寄生于大脑皮层，引起癫痫发作。所以我们平时要注意饮食、饮水卫生，如果病人有皮下结节，有癫痫发作应尽早做头颅CT、MRI检查，以发现病灶，及早治疗。

8. 老年人应注意身体保健

积极防治高血压，动脉硬化，避免脑血管意外发生，减少脑血管病导致的继发性癫痫。脑血管病急性期并发癫痫者预后较差，后期主要由于胶质增生、瘢痕形成、脑萎缩、代谢紊乱、脑供血障碍等引起癫痫发作。

9. 糖尿病病人一定要坚持长期治疗

定期检查血糖，使血糖维持在正常范围，因为低血糖、高血糖、非酮症高渗性昏迷、酮症酸中毒等都可引起癫痫发作。一旦癫痫发作，应查明病因，积极治疗原发病，配合抗癫痫药才能取得更好的疗效。

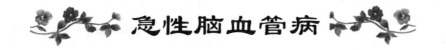

急性脑血管病

◎ 急性脑血管病简介

急性脑血管病是指一组起病急骤的脑部血管循环障碍的疾病，它可以是脑血管突然血栓形成，脑栓塞致缺血性脑梗塞，也可以是脑血管破裂产生脑溢血，常伴有神经系

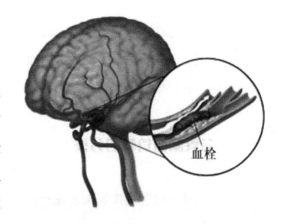

血栓

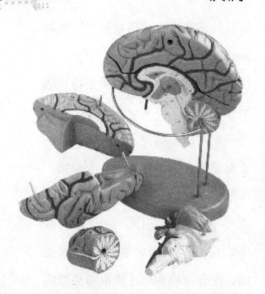

统症状，肢体偏瘫，失语，精神症状，眩晕，共济失调，呛咳，严重者昏迷及死亡，临床上又称脑血管意外、卒中或中风。

◎ **急性脑血管病的病因**

引起急性脑血管病的原因有：有无高血压、心脏病、糖尿病、血液病、肿瘤等病史。

◎ **急性脑血管病的分类**

急性脑血管病按临床表现及其病理改变可分为：

（1）短暂缺血性发作。

（2）脑血管血栓形成或血管栓塞引起的脑梗塞。

（3）脑出血，包括脑内出血，蛛网膜下腔出血，硬膜外出血，硬膜下出血。

（4）高血压脑病。

（5）脑动脉炎。

（6）静脉窦和脑静脉血栓形成。

（7）外伤引起的脑血管病。

（8）新生儿和儿童的脑血管病。

（9）原因不明的脑血管疾病。

据最近流行病学调查表明，急性脑血管病、心脏病、肿瘤已构成人类三大致死原因，其病死率，致死率极高。我国许多地区急性及血管病患病率高居首位，为此我国已成立诸多研究机构，对脑血管病的防治进行深入研究，以攻克这一世界性顽症。

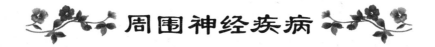

周围神经疾病

◎ 周围神经疾病简介

周围神经是指嗅、视神经以外的脑神经和脊神经、自主神经及其神经节。周围神经疾病是指原发于周围神经系统结构或者功能损害的疾病。

◎ 周围神经疾病的病因

病因复杂，可能与营养代谢、药物及中毒、血管炎、肿瘤、遗传、外伤或机械压迫等原因相关。它们选择性地损伤周围神经的不同部位，导致相应的临床表现。在周围神经发病机制中轴索运输系统意义重大。轴索内有纵向成束排列的神经丝和微管，通过横桥连接，从

神经元胞体运输神经生长因子和轴索再生所需的多种物质至轴索远端，起营养和代谢作用；也可影响神经元传递信号，增强其代谢活动。轴索对毒物极其敏感，病变时正向运输受累可致轴索远端细胞膜成分及神经递质代谢障碍；逆向运输受累可引起轴索再生障碍。

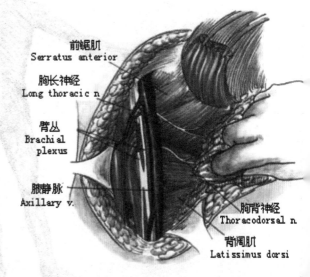

前锯肌
Serratus anterior

胸长神经
Long thoracic n

臂丛
Brachial
plexus

腋静脉
Axillary v.

胸背神经
Thoracodorsal n.

背阔肌
Latissimus dorsi

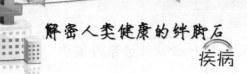

◎ 周围神经疾病的分类

由于疾病病因、受累范围及病程不同，周围神经疾病的分类标准尚未统一，单一分类方法很难涵盖所有病种。首先可先分为遗传性和后天获得性，后者按病因又分为营养缺乏和代谢性、中毒性、感染性、免疫相关性炎症、缺血性、机械外伤性等；根据其损害的病理改变，可将其分为主质性神经病和间质性神经病；按照临床病程，可分为急性、亚急性、慢性、复发性和进行性神经病等；按照累及的神经分布形成，可分为单神经病、多发性单神经病、多发性神经病等；按照症状，可分为感觉性、运动性、混合性、自主神经性等种类；按照病变的解剖部位，可分为神经根病、神经丛病和神经干病。

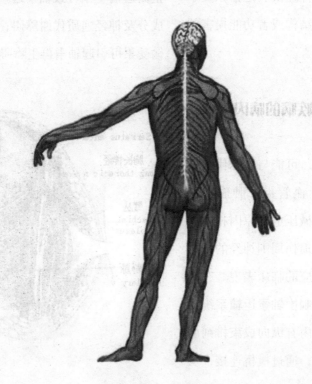

第8章

风湿性疾病

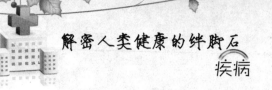

风湿性疾病是泛指影响骨、关节及周围软组织，如肌腱、滑囊、筋膜等一组疾病，病因多样，如感染性、免疫性、代谢性、内分泌性、退化性、地理环境性、遗传性等。各种原因所致的关节炎占重要组成部分，但风湿性疾病只限于关节炎。以往所指的"结缔组织病"或"胶原病"是风湿性疾病的一部分，它们和"风湿性疾病"不可完全等同。

早在1889年就有人指出，风湿病常可在同一家系成员中发病。此后也有人发现家族性发病比率较高。因此，认为风湿病的发病与遗传有密切的关系，或者说基因遗传是风湿病发病的易感因素，但尚缺乏足够的证据证明风湿病是一种遗传病。随着人类遗传密码的解译，分子生物学的发展，遗传与风湿病发病的关系会被人类认识得越来越清楚，基因治疗也会成为现实的。

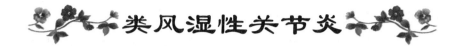

类风湿性关节炎

◎ 类风湿性关节炎简介

类风湿性关节炎又称类风湿关节炎，是一种对于骨状症性疾病，

目前公认类风湿关节炎是一种自身免疫性疾病。可能与内分泌、营养、地理、职业、心理和社会环境的差异、细菌和病毒感染及遗传因素等方面有关系，以慢性、对称性、多滑膜关节炎和关节外病变为主要临床表现，属于自身免疫炎性疾病。该病好发于手、腕、足等小关节，反复发作，呈对称分布。早期有关节红肿热痛和功能障碍，晚期关节可出现不同程度的僵硬畸形，并伴有骨和骨骼肌的萎缩，极易致残。从病理改变的角度来看，类风湿性关节炎是一种主要累及关节滑膜（以后可波及到关节软骨、骨组织、关节韧带和肌键），其次为浆膜、

心、肺及眼等结缔组织的广泛性炎症性疾病。类风湿性关节炎的全身性表现除关节病变外，还有发热、疲乏无力、皮下结节、胸膜炎、动脉炎、周围神经病变等。广义的类风湿性关节炎除关节部位的炎症病变外，还包括全身的广泛性病变。

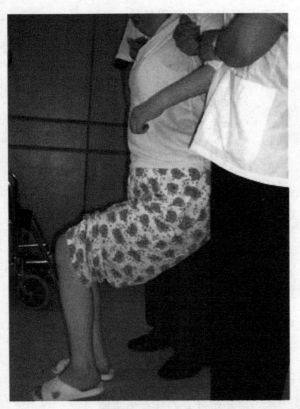

类风湿性关节炎患者

◎ 类风湿性关节炎的病因

类风湿性关节炎的病因尚未完全明确。类风湿性关节炎是一个与环境、细胞、病毒、遗传、性激素及神经精神状态等因素密切相关的疾病。

1. 细菌因素

实验研究表明A组链球菌及菌壁有肽聚糖可能为RA发病的一个持续的刺激原，A组链球菌长期存在于体内成为持续的抗原，刺激机体产生抗体，发生免疫病理损伤而致病。支原体所制造的关节炎动物模型与人的RA相似，但不产生人的RA所特有的类风湿因子（RF）。在RA病人的关节液和滑膜组织中从未发现过细菌或菌体抗原物质，提示细菌可能与RA的起病有关，但缺乏直接证据。

2. 病毒因素

RA与病毒，特别是EB病毒的关系是国内外学者注意的问题之

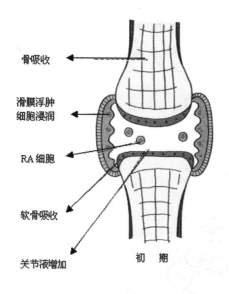

骨吸收

滑膜浮肿
细胞浸润

RA细胞

软骨吸收

关节液增加

初　　期

一。研究表明，EB病毒感染所致的关节炎与RA不同，RA病人对EB病毒比正常人有强烈的反应性。在RA病人血清和滑膜液中出现持续高度的抗EB病毒—胞膜抗原抗体，但到目前为止在RA病人血清中一直未发现EB病毒核抗原或壳体抗原抗体。

3.遗传因素

本病在某些家族中发病率较高，在人群调查中，发现人类白细胞抗原（HLA）-DR4与RF阳性患者有关。HLA研究发现DW4与RA的发病有关，患者中70%HLA-DW4阳性，患者具有该点的易感基因，因此遗传可能在发病中起重要作用。

4.性激素

研究表明RA发病率男女之比为1：2~4，妊娠期病情减轻，服避孕药的女性发病减少。动物模型显示LEW/n雌鼠对关节炎的敏感性高，雄性发病率低，雄鼠经阉割或用β-雌二醇处理后，其发生关节炎的情况与雌鼠一样，说明性激素在RA发病中起一定作用。

寒冷、潮湿、疲劳、营养不良、创伤、精神因素等，常为本病的诱发因素，但多数患者前常无明显诱因可查。

◎ 类风湿性关节炎的分类

按临床表现可分为四型：典型类风湿性关节炎；不典型类风湿性关节炎；儿童类风湿性关节炎；重叠类湿性关节炎。典型类风湿性关节炎，又称典型类风湿或多关节炎型。不典型类风湿性关节炎，又称不典型类风湿。其临床表现有以下几种情况：

①类风湿重叠风湿病：全身症状重，可伴有明显心脏损害的表现与心力衰竭。

②类风湿重叠系统性红斑狼疮。

③类风湿重叠瑞特综合征。

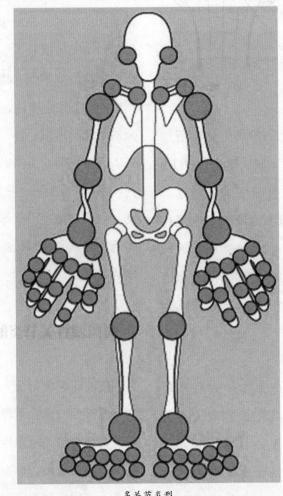

多关节炎型

风湿性心脏病

◎ 风湿性心脏病简介

风湿性心脏病简称风心病，是指由于风湿热活动，累及心脏瓣膜而造成的心脏病变。表现为二尖瓣、三尖瓣、主动脉瓣中有一个或几个瓣膜狭窄和（或）关闭不全。患病初期常常无明显症状，后期则表现为心慌气短、乏力、咳嗽、肢体水肿、咳粉红色泡沫痰，直至心力衰竭而死亡。有的则表现为动脉栓塞以及脑梗塞而死亡。本病多发于冬春季节，寒冷、潮湿和拥挤环境下，初发年龄多在5～15岁，复发多在初发后3～5年内。

中医学认为风湿性心脏病多属于"怔忡""喘证""水肿""心痹"等范畴。其病机主要是风寒湿邪内侵，久而化热或风湿热邪直犯，内舍于心，乃致心脉痹阻，血脉不畅，血行失度，心失所养，心神为之不安，表现为心悸、怔忡，甚而阳气衰微不布，无以温煦气化，而四肢逆冷，面色㿠白，颧面暗红，唇舌青紫。水湿不化，内袭肺金，外则泛溢肌肤四肢或下走肠间，见到浮肿，咳嗽气短，胸闷脘腹痞胀，不能平卧等证。

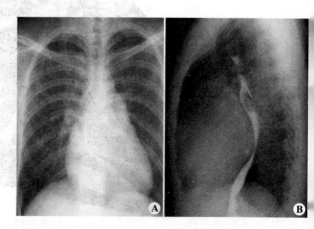

161

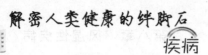

解密人类健康的绊脚石 疾病

◎ 风湿性心脏病的病因

风湿性心脏病是甲组乙型溶血性链球菌感染引起的病态反映的一部分表现，属于自身免疫病。它在心脏部位的病理变化主要发生在心脏瓣膜部位。病理过程有以下三期：

（1）炎症渗出期：由于链球菌的感染，使心脏的瓣膜出现炎性反映，瓣膜肿胀，变性，那么其活动就会受到一定程度的影响。

（2）增殖期：由于瓣膜长期处于充血水肿状态，瓣膜血液循环不良，瓣膜会纤维样变性坏死，结缔组织增生，这种结缔组织会成为瓣膜上的累赘。因为它并不具备正常心肌细胞的功能。此期引起瓣膜增厚变形，失去弹性。

（3）瘢痕形成期：由于胶原纤维等增生，损伤处机化，形成瘢

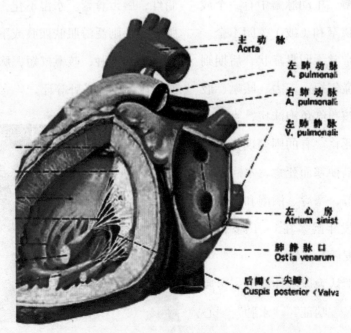

风湿性心脏病

162

痕，从而影响心脏瓣膜功能。感染反复发作，以上病理变化在瓣膜部位的变化，也是此起彼伏，一个部位通常发生重叠的病理变化。

◎ 风湿性心脏病的预防护理

风湿性心脏病的护理方法：

1. 休息。包括体力和精力两个方面。病人症状不明显时可适当做些轻工作，但不要参加重体力劳动，以免增加心脏负担。病人伴有心功能不全或风湿活动时应绝对卧床休息，一切生活均应由家人协助。对病人态度要和蔼、避免不良刺激。

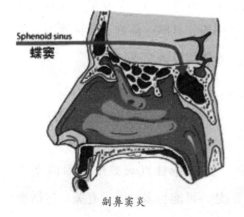

副鼻窦炎

2. 预防呼吸道感染。病室要阳光充足、空气新鲜、温度适宜，防止因呼吸道感染引起风湿活动、加重病情。

3. 心功能不全者应控制水分的摄入，饮食中适量限制钠盐，每日以10克以下为宜，切忌食用盐腌制品。

4. 服用利尿剂者应吃些水果如香蕉、桔子等。

5. 房颤的病人不宜作剧烈活动。应定期门诊随访；在适当时期要考虑行外科手术治疗，何时进行，应由医生根据具体情况定。

6. 如需拔牙或作其他小手术，术前应采用抗生素预防感染。

同时要切记：本病是风湿病的后果，积极预防甲型溶血性链球菌感染，是预防本病的关键。加强体育锻炼，增强机体抗病能力，也有重要的预防作用。积极有效的治疗链球菌感染，如根治扁桃体炎、龋齿和副鼻窦炎等慢性病灶，可预防和减少本病发生。

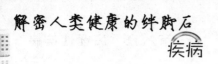

系统性红斑狼疮

◎ 系统性红斑狼疮简介

红斑狼疮是一种自身免疫性疾病，发病缓慢，隐袭发生，临床表现多样、变化多端，是一种涉及许多系统和脏器的自身免疫性疾病，由于细胞和体液免疫功能障碍，产生多种自身抗体。可累及皮肤、浆膜、关节、肾及中枢神经系统等，并以自身免疫为特征，患者体内存在多种自身抗体，不仅影响体液免疫，也影响细胞免疫，补体系统亦有变化。发病机理主要是由于免疫复合物形成。确切病因不明。病情呈反复发作与缓解交替过程。本病以青年女性多见。我国患病率高于西方国家，可能与遗传因素有关。

起病可急可缓，多数早期表现为非特异的全身症状，如发热，尤以低热常见，全身不适，乏力，体重减轻等。病情常缓重交替出现。感染、日晒、药物、精神创伤、手术等均可诱发或加重。

◎ 系统性红斑狼疮的病因

系统性红斑狼疮病因尚不清楚，可能与多种因素有关。包括遗

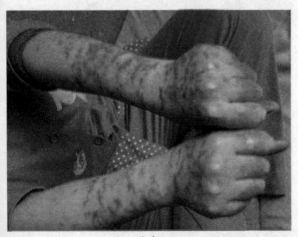

红斑狼疮

传因素、感染、激素水平、环境因素、药物等。

关于系统性红斑狼疮的发病机理研究颇多，下列结果均证实该病属体内免疫功能障碍的自身免疫性疾病。

1. 系统性红斑狼疮患者可查到多种自身抗体，如抗核抗体，抗单链、双链DNa 抗体，抗组蛋白抗体，抗RNP抗体，抗Sm抗体等。以上均属抗细胞核物质（抗原）的抗体。其他尚有抗细胞浆抗原抗体，如抗核糖体抗体，抗血细胞表面抗原的抗体，如抗淋巴细胞毒抗体，抗红细胞抗体，抗血小板抗体等。

2. 系统性红斑狼疮主要是一种免疫复合物病，这是引起组织损伤的主要机理。在70%患者有或无皮疹的皮肤中能查到免疫复合物沉积。多脏器的损伤也多是免疫复合物沉积于血管壁后引起。在胸水、心包积液、滑液、脑脊液和血液中均能查到免疫复合物。免疫复合物最主要是由DNA和抗DNA抗体形成。

3. 免疫调节障碍在系统性红斑狼疮中表现突出大量自身抗体产生和丙种球蛋白升高，说明B细胞高度增殖活跃。T淋巴细胞绝对量虽减少，但T辅助细胞百分比常减少，而T抑制细胞百分比增加，使T4+／T8+比例失调。近年研究发现，白细胞介素Ⅰ、白细胞介素Ⅱ在SLE中皆减少，α-干扰素增多而γ干扰素减少或增多。系统性红斑狼疮是一种异质性疾病，不同患者的免疫异常可能不尽相同。

◎ 系统性红斑狼疮的预防

系统性红斑狼疮的注意事项：

（1）在发作期，有发热、关节酸痛等全身症状时，应适当休息。

（2）在稳定期，可考虑减轻工作和逐步增加运动量。

（3）经常注意气候变化，注意保暖，避免感冒，反复感冒会加重病情。

（4）不能晒太阳，夏天外出撑伞或戴草帽。

（5）服药和激素减量要遵医嘱，应该长时期用激素小剂量维持。

（6）红斑狼疮是自身免疫性疾病当中的一种，病程长而慢性，常常是急性发作期和稳定期交替出现，要积极耐心治疗。平时注意补充适当营养，如蛋白质、脂肪等。一般不主张忌食，自己感到某些食物吃了要发病的，可以不吃。

预防常识：

狼疮肾炎是系统性红斑狼疮最常见的靶器官损害，由于系统性红斑狼疮病因至今尚未明确，彻底治疗不易，故长期不间断地坚持正规治疗并按时到医院随访，在医生指导下治疗非常重要，及早治疗是关键；其次，有效地控制狼疮肾炎活动，也是治疗的关键措施之一，以免出现肾功能衰竭，再者是预防感染。对于育龄期女性，临床上久治不愈的血尿、蛋白尿，未能转阴并伴有皮肤、关节等损害者，不能除外狼疮肾炎的可能性，建议及早检查治疗，以免延误诊治。狼疮肾炎经过长期的合理治疗，后果也是乐观的，有学者认为，为了预防狼疮肾炎复发，建议终生服用小剂量的激素。

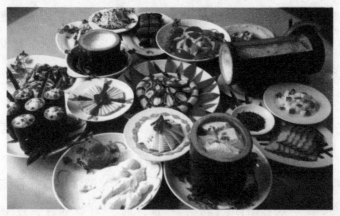

患者应注意补充适当营养

第 9 章

感染性疾病

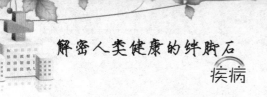

感染性疾病是由于病人在治病期间，由于体质和抵抗病菌能力较差，而被感染其他疾病。像刚做过手术的人，不注意对刀口消毒和保护，容易被感染而不易愈合。还有的病人由于动了大手术，在愈合期间，引起肺炎，这叫感染性肺炎。像白求恩就是因为手上的刀口被细菌感染而不治身亡的。

感染性疾病的诊治与预防正不断面临新的变化，可是目前还比较缺乏相应的感染病学专著去迎接这样的挑战。感染性疾病在临床上很普遍，是各科医生经常面临的问题。但是，目前对感染性疾病的诊治也较普遍地存在着误区，使得临床中的感染问题变得愈发复杂和严重。随着抗感染药物选择压力的逐渐增大、细菌耐药性的传播及相形之下新药研发的减慢，很多以前可治的细菌感染现在变成了"不治之症"，对感染性疾病的研究已经成为医学界具有挑战性的课题。

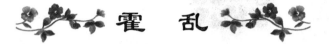

◎ 霍乱简介

霍乱是一种急性腹泻疾病，霍乱是感染霍乱弧菌引起的烈性传染病。一般为由不洁的海鲜食品引起，病发高峰期在夏季，能在数小时内造成腹泻脱水甚至死亡。霍乱是由霍乱弧菌所引起的，通常是血清型O1的霍乱弧菌所致，但是在

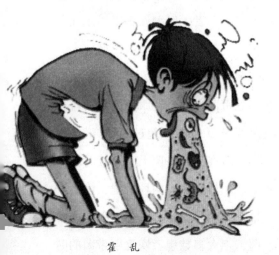

霍 乱

1992年曾经有O139的新血清型造成流行。霍乱弧菌存在于水中，最常见的感染原因是食用被病人粪便污染过的水。霍乱弧菌能产生霍乱毒素，造成分泌性腹泻，即使不再进食也会不断腹泻，洗米水状的粪便是霍乱的特征。

◎ 霍乱的病因

霍乱弧菌分为两个生物型，一个中古典生物型即霍乱的病原体，另一个是爱尔·托生物型即副霍乱的病原体。这两个生物型除某些生物学特征有所不同外，在形态学及血清学性状方面几乎相同，霍乱弧菌为革兰氏染色阴性，对干燥、日光、热、酸及一般消毒剂均敏感。霍乱弧菌产生致病性的是内毒素及

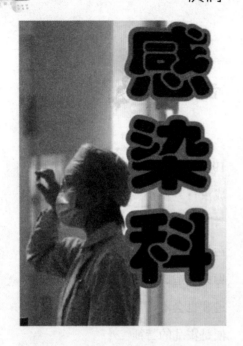

感染科

水平增高，导致细胞大量钠离子和水持续外流。这种外毒素对小肠粘膜的作用引起肠液的大量分泌，其分泌量很大，超过肠管再吸收的能力，在临床上出现剧烈泻吐，严重脱水，致使血浆容量明显减少，体内盐分缺乏，血液浓缩，出现周围循环衰竭。由于剧烈泻吐，电解质丢失、缺钾缺钠、肌肉痉挛、酸中毒等甚至发生休克及急性肾功衰竭。

外毒素，正常胃酸可杀死弧菌，当胃酸暂时低下时或入侵病毒菌数量增多时，未被胃酸杀死的弧菌就进入小肠，在碱性肠液内迅速繁殖，并产生大量强烈的外毒素。这种外毒素具有ADP^-核糖转移酶活性，进入细胞催化胞内的NAD^+的ADP核糖基共价结合亚基上后，会使这种亚基不能将自身结合的GTP水解为GDP，从而使这种亚基处于持续活化状态，不断激活腺苷酸环化酶，致使小肠上皮细胞中的cAMP

◎ 霍乱的传播途径

1. 传染源。传染源通常是病人和带菌者。轻型患者中埃尔托型霍乱比古典型霍乱所占比例较大。带菌者分健康带菌、潜伏期带菌和病后带菌三种。健康带菌者的排菌时间较短，一般不超过7天。潜伏期排菌多在最末一两天，持续时间更短。病后带菌有两种情况：恢复期带菌自临床症状消失后3个月内带菌，绝大多数患者恢复期带菌的时间不超过一周，和慢性带菌（持续排菌超过3个月），这种情况少见，可能与胆囊或胆道的炎症有关。

2. 传播途径。传播途径比较复杂，多经水传播，也会通过带菌者的排泄物（尿液、粪便）传播。食物、手和苍蝇等也会传播霍乱。

◎ **霍乱的预防**

霍乱的预防主要有以下途径：

1. 管理传染源：设置肠道门诊，及时发现隔离病人，做到早诊断、早隔离、早治疗、早报告，对接触者需留观5天，待连续3次大便阴性方可解除隔离。

2. 切断传播途径：加强卫生宣传，积极开展群众性的爱国卫生运动，管理好水源、饮食，处理好粪便，消灭苍蝇，养成良好的卫生习惯。

3. 保护易感人群：积极锻炼身体，提高抗病能力，可进行霍乱疫苗预防接种，新型的口服重组B亚单位/菌体霍乱疫苗已在2004年上市。

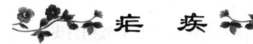 

疟　疾

◎ **疟疾简介**

疟疾是经蚊虫叮咬而感染疟虫所引起的虫媒传染病。临床以周期性寒战、发热、头痛、出汗和贫血、脾肿大为特征。儿童发病率高，大都于夏秋季节流行。疟原虫寄生于人体所引起的传染病。经疟蚊叮咬或输入带疟原虫者的血液而感染。不同的疟原虫分别引起间日疟、三日疟、恶性疟及卵圆疟。本病主要表现为周期性规律发作，全身发冷、发热、多汗，长期多次发

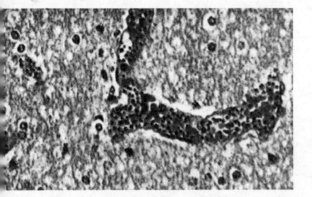

作后，可引起贫血和脾肿大。疟疾是由疟原虫引起的寄生虫病，于夏秋季节发病较多。在热带及亚热带地区一年四季都可以发病，并且容易流行。

◎ **疟疾的病因**

疟疾是由疟原虫引起的疾病。由于被寄生的肝细胞周围没有明显炎症反应，推测红外期不引起宿主临床症状。从疟疾症状发作与疟原虫红内期成熟时间一致情况看，认为系疟原虫在红细胞内摄噬血红蛋白产生代谢产物及疟色素，当裂殖体成熟后胀破红细胞，随同裂殖子一起进入血液，作用于体温调节中枢引起发热及其他有关症状。不同种的原虫裂体增殖时间不一致，因而临床发作周期也不一致，一般间日疟和卵形疟为隔日一次，三日疟隔两天一次，恶性疟由于原虫发育不整齐，遂使发作不规律，且恶性疟原虫的红细胞内期裂体增多在内脏微血管内进行，易致内脏损害。

疟疾的发作还与原虫的数量有关，导致发热所需每立方毫米血内最低原虫数目，称为发热阈值。间日疟为10～500；恶性疟为500～1300；三日疟140。变化幅度与个体的耐受力与免疫力有关。

◎ **疟疾的分类**

1. 卵形疟与间日疟相似，我国仅云南及海南有个别报道。

2. 恶性疟起病缓急不一，临床表现多变，其特点：

①起病后多数仅有冷感而无寒战；

②体温高，热型不规则。初期

常呈间歇发热，或不规则状，后期持续高热，长达20余小时，甚至一次刚结束，接着另一次又发作，不能完全退热；

③退热出汗不明显或不出汗；

④脾大、贫血严重；

⑤可致凶险发作；

⑥前驱期血中即可检出疟原虫；无复发。

3. 凶险型疟疾 88.3%～100%由恶性疟疾引起，偶可因间日疟或三日疟发生。在暴发流行时5岁以下的幼儿，外来无免疫力的人群发生率可成20倍的增长；即便当地人群，治疗不及时也可发生。临床上可观察患者原虫数量作为监测项目，若厚片每视野达300～500个原虫，就可能发生；如每视野600个以上则极易发生。临床上主要有下列几种类型。

（1）脑型。该种类型最常见。其特点：

①常在一般寒热发作2～5天后出现，少数突然晕倒起病；

②剧烈头痛，恶心呕吐；

③意识障碍，可烦躁不安，进而嗜睡，昏迷；

④抽搐，半数患者可发生，儿童更多；

⑤如治疗不及时，发展成脑水肿，致呼吸、循环或肾功衰竭；

⑥查体有脾大，2/3的患者在出现昏迷时肝脾已肿大；贫血、黄疸、皮肤出血点均可见；神经系统检查，脑膜刺激征阳性，可出现病理反射；

⑦实验室检查：血涂片可查见疟原虫。腰椎穿刺脑脊液压力增高，细胞数常在50个/微米以下，以淋巴细胞为主；生化检查正常。

（2）胃肠型。该类型除发冷发热外，尚有恶心呕吐、腹痛腹泻，泻水样便或血便，可似痢疾伴里急后重。有的仅有剧烈腹痛，而无腹泻，常被误为急腹症。吐泻重者可发生休克、肾衰而死。

（3）过高热型。该类型在发作时，体温迅速上升达42℃或更高。患者气迫、谵妄、抽搐、昏迷，常于数小时后死亡。

（4）黑尿热。该种类型是一种急性血管溶血，并引起血红蛋白和溶血性黄疸，重者发生急性肾功能不全。其原因可能是自身免疫反应，还可能与G-6-P脱氢酶缺乏有关。临床以骤起、寒战高热、腰痛、酱油色尿、排尿刺痛感，以及严重贫血、黄疸，蛋白，管型尿为特点。本病地理分布与恶性疟疾一致，国内除西南和沿海个别地区外，其他地区少见。

◎ 疟疾的预防

要控制和预防疟疾，必须认真贯彻预防为主的卫生工作方针。部队进入疟区前，应及时做好流行病学侦察，针对疟疾流行的三个基本环节，采取综合性防治措施。

1.管理传染源

及时发现疟疾病人，并进行登记，管理和追踪观察。对现症者要尽快控制，并予根治；对带虫者进行休止期治疗或抗复发治疗。通常在春季或流行高峰前一个月进行。凡两年内有疟疾病史、血中查到疟原虫或脾大者均应进行治疗，在发病率较高的疫区，可考虑对15岁以下儿童或全体居民进行治疗。

2.切断传播途径

在有蚊季节正确使用蚊帐，户外执勤时使用防蚊剂及防蚊设备。灭蚊措施除大面积应用灭蚊剂外，量重要的是消除积水、根除蚊子孳生场所。

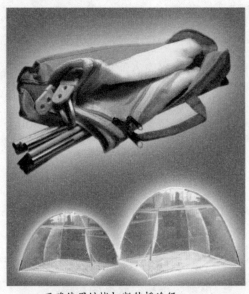

正确使用蚊帐切断传播途径

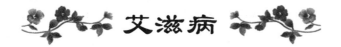

艾滋病

◎ 艾滋病简介

艾滋病，即获得性免疫缺陷综合征（又译：后天性免疫缺陷症候群），英语缩写AIDS（Acquired Immune Deficiency Syndrome）的音译。1981年在美国首次注射和被确认。曾译为"爱滋病""爱死病"。分为两型：HIV-1型和HIV-2型，是人体注射感染了"人类免疫缺陷病毒"（HIV – human immunodeficiency virus）（又称艾滋病病毒）所导致的传染病。艾滋病被称为"史后世纪的瘟疫"，也被称为"超级癌症"和"世纪杀手"。

HIV是一种能攻击人体免疫系统的病毒。它把人体免疫系统中最重要的T4淋巴组织作为攻击目标，大量破坏T4淋巴组织，产生高致命性的内衰竭。这种病毒在地域内终生传染，破坏人的免疫平衡，使人体成为各种疾病的载体。HIV本身并不会引发任何疾病，而是当免疫系统被HIV破坏后，人体由于抵抗

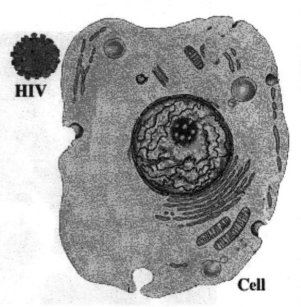

艾滋病感染过程

能力过低，丧失复制免疫细胞的机会，从而感染其他的疾病导致各种复合感染而死亡。艾滋病病毒在人体内的潜伏期平均为9年至10年，在发展成艾滋病病人以前，病人外表看上去正常，他们可以没有任何症状地生活和工作很多年。

◎ 艾滋病的病理

在室温下，液体环境中的HIV可以存活15天，被HIV污染的物品至少在3天内有传染性。近年来，

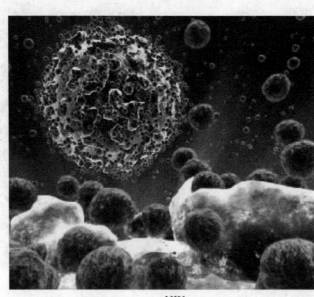

HIV

一些研究机构证明，离体血液中HIV病毒的存活时间决定于离体血液中病毒的含量，病毒含量高的血液，在未干的情况下，即使在室温中放置96小时，仍然具有活力。即使是针尖大小一滴血，如果遇到新鲜的淋巴细胞，艾滋病毒仍可在其中不断复制，仍可以传播。病毒含量低的血液，经过自然干涸2小时后，活力才丧失；而病毒含量高的血液，即使干涸2~4小时，一旦放入培养液中，遇到淋巴细胞，仍然可以进入其中，继续复制。所以，含有HIV的离体血液可以造成感染。但是HIV非常脆弱，液体中的HIV加热到56℃10分钟即可灭活。如果煮沸，可以迅速灭活；37℃时，用70％的酒精、10％漂白粉、2％戊二醛、4％福尔马林、35％异丙醇、0.5％

来苏水和0.3％过氧化氢等消毒剂处理10分钟，即可灭活HIV。

　　尽管艾滋病毒见缝就钻，这些病毒也有弱点，它们只能在血液和体液中活的细胞中生存，不能在空气中、水中和食物中存活，离开了这些血液和体液，这些病毒会很快死亡。只有带病毒的血液或体液从一个人体内直接进入到另一个人体内时才能传播。它也和乙肝病毒一样，进入消化道后就会被消化道内的蛋白酶所破坏。因此，日常生活中的接触，如：握手、接吻、共餐、生活在同一房间或办公室、接触电话、门把、便具、接触汗液或泪液等都不会感染艾滋病。

　　艾滋病病毒感染者是指已经感染了艾滋病病毒，但是还没有表现出明显的临床症状，没有被确诊为艾滋病的人；艾滋病病人指的是已经感染了艾滋病病毒，并且已经出现了明显的临床症状，被确诊为艾滋病的人。二者之间的相同之处在于都携带艾滋病病毒，都具有传染性。不同之处在于艾滋病病人已经出现了明显的临床症状，而艾滋病病毒感染者还没有出现明显的临床症状，外表看起来跟健康人一样。这一时期叫做潜伏期，潜伏期为无症状感染期，本期除HIV抗体阳性外，无自觉症状和阳性体征。潜伏期长短不一，半年到12年不等，少数可达20年以上。艾滋病病毒在人体内的潜伏期平均为6年。

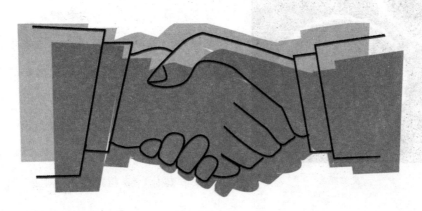

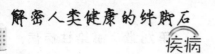

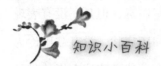
知识小百科

艾滋病毒男女有别

美国疾病控制与防治中心进一步研究发现，当男性和女性性交次数和性伙伴范围近似的情况下，一般只有一种病毒感染男性，而会有数种病毒感染女性。女性艾滋病患者携有的艾滋病病毒种类虽然多，但血液中病毒的总数量却比男性少近60％。而且不论男女，艾滋病死亡率总是差不多。这种奇怪的情况起初令研究人员大惑不解，后来发现答案是男女生理构造不同！美国国家癌症研究所的研究人员对约500名艾滋病病毒感染者进行的研究表明，人体的免疫系统中存在一种称为"HLACLASSI"的遗传基因，它们可以确定哪些细胞被艾滋病病毒感染，并用信号分子给这些细胞作上标记，免疫系统中的T细胞会杀死被标记的细胞，从而阻止病毒的蔓延。作为反击，艾滋病毒把T细胞作为主要打击对象。而女性先天带有比较多的T细胞，这使女性对艾滋病病毒特别敏感。结果，女性体内的一种艾滋病病毒不久就变异为数种，这种情况在感染后的第一年特别明显。因此女患者携有的病毒总数量不多，可是危害丝毫不减。这项研究成果把药品公司惊出一身冷汗。因为这若是事实，女性体内新变异出的艾滋病病毒会让名噪一时的"鸡尾酒"疗法和其他特效药黯然失色。

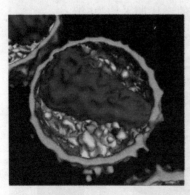
艾滋病毒

◎ 艾滋病的传播途径

艾滋病传染主要是通过性行为、体液的交流而传播，母婴传播。体液主要有：精液、血液、阴道分泌物、乳汁、脑脊液和有神经症状者的脑组织中。其他体液中，如眼泪、唾液和汗液，存在的数量很少，一般不会导致艾滋病的传播。

唾液传播艾滋病病毒的可能性非常小。所以一般接吻是不会传播的。但是如果健康的一方口腔内有伤口，或者有破裂的地方，同时

艾滋病病人口内也有破裂的地方，双方接吻，艾滋病病毒就有可能通过血液而传染。汗液是不会传播艾滋病病毒的。艾滋病病人接触过的物体也不可能传播艾滋病病毒的。但是艾滋病病人用过的剃刀，牙刷等，可能有少量艾滋病病人的血液；毛巾上可能有精液。如果和病人共用个人卫生用品，就可能被传染。但是，因为性乱交而得艾滋病的病人往往还有其他性病，如果和他们共用个人卫生用品，即使不会被感染艾滋病，也可能感染其他疾病。所以个人卫生用品不应该和别人共用。

一般的接触并不能传染艾滋病，所以艾滋病患者在生活当中不应受到歧视，如共同进餐、握手等都不会传染艾滋病。艾滋病病人吃过的菜、喝过的汤是不会传染艾滋病病毒的。艾滋病病毒非常脆弱，在离开人体，如果暴露在空气中，没有几分钟就会死亡。艾滋病虽然很可怕，但该病毒的传播力并不是

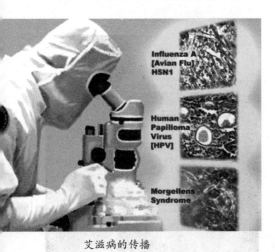

Influenza A
[Avian Flu]
H5N1

Human
Papilloma
Virus
[HPV]

Morgellens
Syndrome

艾滋病的传播

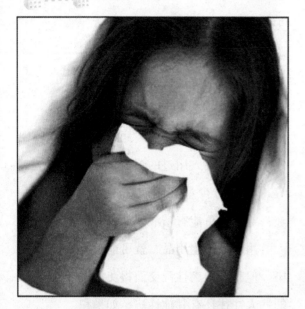

毒，通过肛门性交，阴道性交，就会传播病毒。口交传播的机率比较小，除非健康一方口腔内有伤口，或者破裂的地方，艾滋病病毒就可能通过血液或者精液传染。一般来说，接受肛交的人被感染的可能非常大。因为肛门的内部结构比较薄弱，直肠的肠壁较阴道壁更容易破损，精液里面的病毒就可能通过这些小伤口，进入未感染者体内繁殖。这就是为什么男同性恋比女同性恋者更加容易得艾滋病病毒的原因。这也就是为什么在发现艾滋病病毒的早期，被有些人误认为是同性恋特有的疾病。由于现在艾滋病

很强，它不会通过我们日常的活动来传播，也就是说，我们不会经浅吻、握手、拥抱、共餐、共用办公用品、共用厕所、游泳池、共用电话、打喷嚏等而感染，甚至照料病毒感染者或艾滋病患者都没有关系。

1. 性传播

艾滋病病毒可通过性交传播。生殖器患有性病（如梅毒、淋病、尖锐湿疣）或溃疡时，会增加感染病毒的危险。艾滋病病毒感染者的精液或阴道分泌物中有大量的病

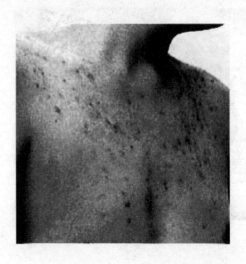

病毒传播到全世界，艾滋病已经不再是同性恋的专有疾病了。

2. 血液传播

输血传播：如果血液里有艾滋病病毒，输入此血者将会被感染。

血液制品传播：有些病人（例如血友病）需要注射由血液中提起的某些成分制成的生物制品。如果该制品含有艾滋病病毒，该病人就可能被感染。但是如果说："有些血液制品中有可能有艾滋病病毒，使用血液制品就有可能感染上HIV。"这是不正确的。就如同说：开车就会出车祸一样的道理。因为，在艾滋病还没有被发现前，1990年代以前，献血人的在验血的时候还没有包括对艾滋病的检验，所以有些病人因为接受输血，而感染艾滋病病毒。但是随着全世界对艾滋病的认识逐渐加深，基本上所有的血液用品都必须经过艾滋病病毒的检验，所以在发达国家的血液制品中含有艾滋病病毒的可能性几乎是零。

3. 共用针具的传播

使用不洁针具可以使艾滋病毒从一个人传到另一个人。例如：静脉吸毒者共用针具；医院里重复使用针具、吊针等。不光是艾滋病病毒，其他疾病（例如：肝炎）也可能通过针具而传播。另外，使用被血液污染而又未经严格消毒的注射器、针灸针、拔牙工具，都是十分危险的。所以在有些西方国家，政府还有专门给吸毒者发放免费针具的部门，就是为了防止艾滋病的传播。

4. 母婴传播

如果母亲是艾滋病感染者，那么她很有可能会在怀孕、分娩过程或是通过母乳喂养使她的孩子受到感染。但是，如果母亲在怀孕期间，服用有关抗艾滋病的药品，婴儿感染艾滋病病毒的可能就会降低很多，甚至完全健康。有艾滋病病毒的母亲绝对不可以用自己母乳喂养孩子。

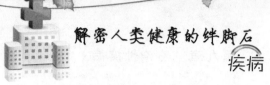

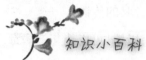

知识小百科

蚊虫为什么不会传染艾滋病

蚊虫的叮咬可能传播其他疾病（例如：黄热病、疟疾等），但是不会传播艾滋病病毒。蚊子传播疟疾是因为疟原虫进入蚊子体内并大量繁殖，带有疟原虫的蚊子再叮咬其他人时，便会把疟原虫注入另一个人的身体中，使被叮者感染。蚊虫叮咬一个人的时候，它们并不会将自己或者前面那个被吸过血的人血液注入。

它们只会将自己的唾液注入，这样可以防止此人的血液发生自然凝固。它们的唾液中并没有艾滋病病毒。而且喙器上仅沾有极少量的血，病毒的数量极少，不足以令下一个被叮者受到感染。而且艾滋病病毒在昆虫体内只会生存很短的时间，不会在昆虫体内不断繁殖。昆虫本身也不会得艾滋病。

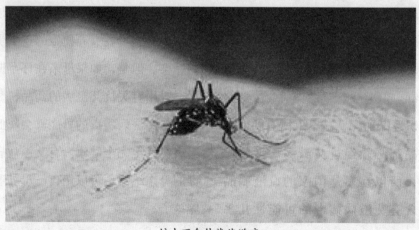

蚊虫不会传染艾滋病

◎ 艾滋病的预防

目前尚无预防艾滋病的有效疫苗，因此最重要的是采取预防措施。其方法是：

①坚持洁身自爱，不卖淫、嫖娼，避免婚前、婚外性行为。

②严禁吸毒，不与他人共用注射器。

③不要擅自输血和使用血制品，要在医生的指导下使用。

④不要借用或共用牙刷、剃须刀、刮脸刀等个人用品。

⑤受艾滋病感染的妇女避免怀孕、哺乳。

⑥使用避孕套是性生活中最有效的预防性病和艾滋病的措施之一。

⑦要避免直接与艾滋病患者的血液、精液、乳汁和尿液接触，切断其传播途径。

吸毒者，绝对不可以和别人共用针具。艾滋病病毒不会通过空气、食物、水等一般日常生活接触传播。艾滋病的传播主要与人类的社会行为有关，完全可以通过规范人们的社会行为而被阻断，是能够预防的。

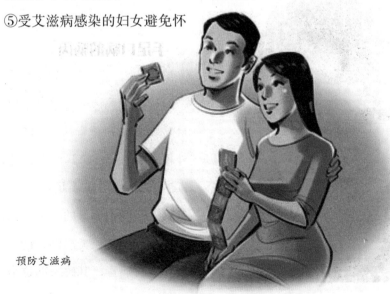

预防艾滋病

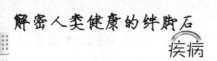

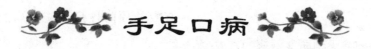
手足口病

◎ 手足口病简介

　　手足口病是由肠道病毒引起的传染病，多发生于5岁以下儿童，可引起手、足、口腔等部位的疱疹，少数患儿可引起心肌炎、肺水

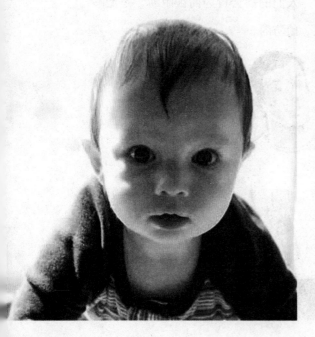

肿、无菌性脑膜脑炎等并发症。个别重症患儿如果病情发展快，导致死亡。引发手足口病的肠道病毒有20多种（型），柯萨奇病毒A组的16、4、5、9、10型，B组的2、5型，以及肠道病毒71型均为手足口病较常见的病原体，其中以柯萨奇病毒A16型（Cox A16）和肠道病毒71型（EV 71）最为常见。

◎ 手足口病的病因

　　有数种病毒可引起手足口病。最常见的是柯萨奇病毒A16型，此外柯萨奇病毒A的其他株或肠道病毒71型也可引起手足口病。柯萨奇病毒是肠道病毒的一种。肠道病毒包括脊髓灰质炎病毒、柯萨奇病毒和埃可病毒。其感染部位是包括

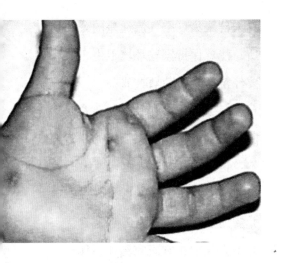

物品。此外，患病者接触过的公共健身器械等也易传播病毒。

2. 患者喉咙分泌物（飞沫）传播。

3. 饮用或食用被患病者污染过的水和食物。

4. 吃有病毒的苍蝇叮爬过的食物。

口腔在内的整个消化道，通过污染的食物、饮料、水果等经口进入体内，并在肠道增殖。

手足口病主要发生在4岁以下的儿童，但成人也有可能得病，因此可以说每个人都是易感的。感染后只获得该型别病毒的免疫力，对其他型别病毒再感染无交叉免疫，即患手足口病后还可能因感染其他型别病毒而再次患手足口病。

◎ 手足口病的传播渠道

1. 人群密切接触传播。通过被病毒污染的手巾、毛巾、手绢等

◎ 手足口病的预防

手足口病对婴幼儿普遍易感。大多数病例症状轻微，主要表现为发热和手、足、口腔等部位的皮疹或疱疹等特征，多数患者可以自愈。疾控专家建议，养成良好卫生习惯。托幼机构和家长发现可疑患儿，要及时到医疗机构就诊，并及时向卫生和教育部门报告，及时采取控制措施。主要做好这些方面的控制。

手足口病传播途径多，婴幼儿和儿童普遍易感。做好儿童个人、家庭和托幼机构的卫生是预防本病

染的关键。

1. 饭前便后、外出后要用肥皂或洗手液等给儿童洗手，不要让儿童喝生水、吃生冷食物，避免接触患病儿童。

2. 看护人接触儿童前、替幼童更换尿布、处理粪便后均要洗手，并妥善处理污物。

3. 婴幼儿使用的奶瓶、奶嘴使用前后应充分清洗。

4. 本病流行期间不宜带儿童到人群聚集、空气流通差的公共场所，注意保持家庭环境卫生，居室要经常通风，勤晒衣被。

5. 儿童出现相关症状要及时到医疗机构就诊。居家治疗的儿童，不要接触其他儿童，父母要及时对患儿的衣物进行晾晒或消毒，对患儿粪便及时进行消毒处理；轻症患儿不必住院，宜居家治疗、休息，以减少交叉感染的机率。

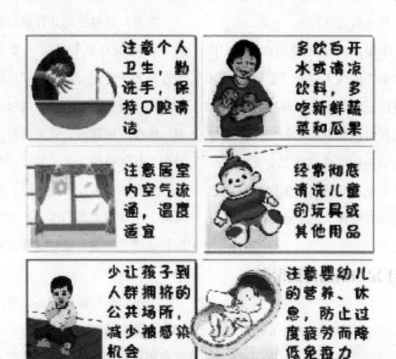

注意个人卫生，勤洗手，保持口腔清洁

多饮白开水或清凉饮料，多吃新鲜蔬菜和瓜果

注意居室内空气流通，温度适宜

经常彻底清洗儿童的玩具或其他用品

少让孩子到人群拥挤的公共场所，减少被感染机会

注意婴幼儿的营养、休息，防止过度疲劳而降低免疫力